中国医学临床百家

李景南 /著

结直肠癌的预防和筛查
李景南 2017 观点

科学技术文献出版社
SCIENTIFIC AND TECHNICAL DOCUMENTATION PRESS

·北京·

图书在版编目（CIP）数据

结直肠癌的预防和筛查李景南2017观点 / 李景南著. —北京：科学技术文献出版社，2017.4（2018.11重印）

ISBN 978-7-5189-2491-2

Ⅰ.①结… Ⅱ.①李… Ⅲ.①结肠癌—防治②直肠癌—防治 Ⅳ.① R735.3

中国版本图书馆 CIP 数据核字（2017）第 062101 号

结直肠癌的预防和筛查李景南2017观点

策划编辑：巨娟梅　责任编辑：巨娟梅　责任校对：张吲哚　责任出版：张志平

出　版　者	科学技术文献出版社
地　　　址	北京市复兴路15号　邮编　100038
编　务　部	(010) 58882938，58882087（传真）
发　行　部	(010) 58882868，58882870（传真）
邮　购　部	(010) 58882873
官　方　网　址	www.stdp.com.cn
发　行　者	科学技术文献出版社发行　全国各地新华书店经销
印　刷　者	北京虎彩文化传播有限公司
版　　　次	2017 年 4 月第 1 版　2018 年 11 月第 4 次印刷
开　　　本	710×1000　1/16
字　　　数	107千
印　　　张	11.5
书　　　号	ISBN 978-7-5189-2491-2
定　　　价	98.00元

序
Foreword

韩启德

　　欧洲文艺复兴后，以维萨利发表《人体构造》为标志，现代医学不断发展，特别是从 19 世纪末开始，随着科学技术成果大量应用于医学，现代医学发展日新月异，发生了根本性的变化。

　　在过去的一个世纪里，我国现代化进程加快，现代医学也急起直追。但由于启程晚，经济社会发展落后，在相当长的时期里，我国的现代医学远远落后于发达国家。记得 20 世纪 50 年代，我虽然生活在上海这个最发达的城市里，但是母亲做子宫切除术还要到全市最高级的医院才能完成；我患猩红热继发严重风湿性心包炎，只在最严重昏迷时用过一点青霉素。20世纪60—70年代，我从上海第一医学院毕业后到陕西农村基层工作，在很多时候还只能靠"一根针，一把草"治病。但是改革开放仅仅30多年，我国现代医学的发展水平已经接近发达国家。可以说，世界上所有先进的诊疗方法，中国的医生都能做，有的还做得更好。更为可喜的是，近年来我国医学界开始取得越来越多的原创性成果，在某些点上已经处于世界领先地位。中国医生已经不再盲从发达国家的疾病诊疗指南，而能根据我们自己的经验和发现，根据我国自己的实际情况制定临床标准和规范。我们越来越有自己的东西了。

要把我们"自己的东西"扩展开来，要获得越来越多"自己的东西"，就必须加强学术交流。我们一直非常重视与国外的学术交流，第一时间掌握国外学术动向，越来越多地参与国际学术会议，有了"自己的东西"也总是要在国外著名刊物去发表。但与此同时，我们更需要重视国内的学术交流，第一时间把自己的创新成果和可贵的经验传播给国内同行，不仅为加强学术互动，促进学术发展，更为学术成果的推广和应用，推动我国医学事业发展。

我国医学发展很不平衡，经济发达地区与落后地区之间差别巨大，先进医疗技术往往只有在大城市、大医院才能开展。在这种情况下，更需要采取有效方式，把现代医学的最新进展以及我国自己的研究成果和先进经验广泛传播开去。

基于以上考虑，科学技术文献出版社精心策划出版《中国医学临床百家》丛书。每本书涵盖一种或一类疾病，由该疾病领域领军专家撰写，重点介绍学术发展历史和最新研究进展，并提供具体临床实践指导。临床疾病上千种，丛书拟以每年百种以上规模持续出版，高时效性地整体展示我国临床研究和实践的最高水平，不能不说是一个重大和艰难的任务。

我浏览了丛书中已经完稿的几本书，感觉都写得很好，既全面阐述有关疾病的基本知识及其来龙去脉，又介绍疾病的最新进展，包括笔者本人及其团队的创新性观点和临床经验，学风严谨，内容深入浅出。相信每一本都保持这样质量的书定会受到医学界的欢迎，成为我国又一项成功的优秀出版工程。

《中国医学临床百家》丛书出版工程的启动，是我国现代医学百年进步的标志，也必将对我国临床医学发展起到积极的推动作用。衷心希望《中国医学临床百家》丛书的出版取得圆满成功！

是为序。

作者简介
Author introduction

李景南，北京协和医院消化内科副主任、主任医师、教授、博士研究生导师。

现为中国医师协会消化病医师分会副会长；北京医学会消化病分会常委；中国医促会消化病分会副主任委员；中国医师协会中西医结合医师分会消化病专家委员会副主任委员；中华医学会消化病分会肿瘤协作组副组长；《中华消化杂志》《中华内科杂志》《中国实用内科杂志》等多种学术期刊编委。

山东医科大学临床医学专业毕业后分配至北京协和医院工作20余年，历任内科住院医师、总住院医师，消化内科主治医师、副主任医师、主任医师、教授。1999年获北京协和医科大学消化内科博士学位。2001—2004年作为访问学者赴美国哈佛医学院麻省总医院消化科工作，主要在结肠息肉及结直肠癌的癌变机制、临床筛查和预防方面进行了大量研究工作。具有丰富的临床工作经验，掌握各种消化系统常见疾病和疑难疾病的诊断与治疗方法。参与了胃肠胰腺神经内分泌肿瘤诊治的全国性研究，《亚太结直肠癌筛查共识意见》以及《全国大肠癌筛查、预防和治疗共识意见》的制定。近年来，随着结直肠癌发病模式的变迁，在其临床特点和筛查以及预防结肠息肉癌变等方面进行了大量临床研究，探讨了溃疡性结肠炎相关性结肠癌的临床特点和癌变机制。以第一作者或通讯作者在《Gastroenterology》等国际一流杂志和国内核心期刊发表论著30 余篇。多次参加国际和国内学术会议，指导博士、硕士研究生 10 余名。作为课题负责人承担多项国家自然基金以及北京市科委科研课题，参与 "863"《结直肠癌分子分型和个体化诊疗技术》课题。

前　言
Preface

　　结直肠癌是全球男性第三位、女性第二位的恶性肿瘤。随着我国人民生活方式和饮食结构日益西方化，近年来该病在我国快速增多，发病率已由原来恶性肿瘤的第五位上升至第三位。据统计，目前国内每年新发结直肠癌超过 25 万例，死亡约 14 万例，发病率和死亡率均占全世界结直肠癌病例数的 20%。在可预见的将来，结直肠癌都是我国必须认真防治的恶性肿瘤，探索适宜的筛查方式至关重要。

　　在全身各类肿瘤中，结直肠癌的癌变机制研究较为充分，其癌变分子事件和癌前病变已基本得到阐明。某些不良生活方式可增加结直肠癌的患病风险，如食肉过多、吸烟、大量饮酒等，应尽量避免。与西方国家不同的是，我国直肠癌病例数较多，其癌变有独特的分子机制，与结肠癌存在一定的区别。认识结直肠癌的危险因素，有助于识别高危人群并提高筛查的针对性。

　　早在 2001 年，我在美国麻省总医院进修期间，第一次接触到结直肠癌的筛查理念。当时我国针对肿瘤的研究还停留在如何提高五年生存率、改善预后阶段，而国外则更加注重早癌的发现、肿瘤的预防，也就是现在国家针对肿瘤研究提出的"关口前移，注重预防"的精神。在我国结直肠癌发病率逐年上升的情况下，美国却通过近20年的筛查预防工作，使近5年结直肠癌的发病率呈逐年下降趋势，这也是在恶性肿瘤中发病率唯一呈下降趋势的肿瘤，为肿瘤的预防提供了很好的模式和经验。

结直肠癌是一种可防、可治的肿瘤，关键在于早期发现，早期干预。目前结直肠癌已有多种筛查方法在临床得到应用。其中问卷调查、粪便试验和结肠镜是临床应用较多的三种。通过问卷调查可初步估计结直肠癌的患病风险，但问卷本身诊断意义有限。粪便隐血是一种简单、价廉、有效的筛查方法，但存在特异性不高、试验种类不统一（愈木创、定性、定量）等问题。结肠镜是诊断结直肠癌的"金标准"，但需要肠道准备，且有一定的侵入性，人群检查意愿较低。不仅如此，结肠镜的检查质量与筛查效率密切相关，肠道准备不充分、退镜观察不仔细、内镜医生缺少经验等，均可能造成漏诊。因此，现阶段结直肠癌的筛查手段虽然种类较多，但仍不十分理想。目前临床大多采用问卷评分、粪便隐血序贯结肠镜的筛查策略，在保证肿瘤检出率的同时，还有利于合理利用医疗资源。近年来，粪便和外周血基因检查应用逐渐增多，也显示出一定的应用潜力。

应当看到，现有关于结直肠癌筛查的临床研究大多来自西方人群。我国人口众多，卫生资源相对有限，现阶段还无法做到像欧美国家那样普及结肠镜的筛查。因此，立足于我国国情，探索经济有效的结直肠癌筛查方法甚为必要。我所在的北京协和医院消化科在结直肠癌的基础和临床研究方面投入了较多精力。经过10余年的努力，我们已建立了一套较成熟的结直肠癌筛查流程和多学科协作团队。本书既是我们以往工作和研究成果的一个小小展示，又希望通过本书为我国的肿瘤防治事业尽一份力量。

在结直肠癌的筛查策略方面，学术界仍存在一些争议，在某些问题上尚未取得完全共识。本书仅代表作者的学术观点，不当之处请读者不吝指正。

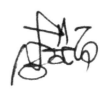

目 录
Contents

癌变篇

预防篇

癌变篇

结直肠癌发生过程中的经典分子事件

1. 结直肠癌发生过程中的癌基因和抑癌基因突变

（1）癌基因：是具有引起癌症潜力的基因。在肿瘤细胞中，它们常常发生突变或以高水平表达。与结直肠癌（colorectal cancer，CRC）相关的癌基因包括 *ras*、*scr*、*c-myc* 等，其中最重要的是 *ras* 基因。*ras* 癌基因编码一组与 G 蛋白同源的小分子蛋白，这些蛋白作为细胞外生长信号向细胞核传递的单向开关，调节细胞信号转导。这些蛋白通常在无活性的鸟苷二磷酸（guanosine diphosphate，GDP）结合状态和有活性的鸟苷三磷酸（guanosine triphosphate，GTP）结合状态之间循环。*ras* 基因突变（通常为点突变）使这类蛋白抵抗 GTP 酶引起的 GTP 水解，从而形成激活的 GTP 结合蛋白，并导致持续性生长刺激。*ras* 癌基因以三种细胞变异形式存在，*H-ras*、*K-ras* 和 *N-ras*。虽然三种癌基因发生变异时都有能力使正常细胞发生转化，但在人类 CRC 中 *K-ras* 基因突变最为常见。已经发现大约 50% 的结直肠癌和 50%

的超过 1cm 的腺瘤具有 *ras* 基因突变，相比之下，在小于 1cm 的腺瘤中只有不到 10% 鉴定出 *ras* 基因突变。移除或替换突变 *ras* 基因后，CRC 细胞形态改变，失去锚定独立生长的能力，在体外和裸鼠中生长更慢，并显示 c-myc 的表达降低。激活的 *K-ras* 基因通过改变细胞分化和细胞生长在结肠、直肠肿瘤发生中起关键作用。有研究表明，在散发性结直肠癌发生过程中，*K-ras* 基因突变主要发生在异常隐窝灶（aberrant crypt foci，ACF）的形成期间，腺瘤性结肠息肉病（adenomatous polyposis coli，APC）发生在 *K-ras* 基因突变后，其导致 ACF 发展为腺瘤。然而，在家族性腺瘤性息肉病（familial adenomatous polyposis，FAP）中，APC 的体细胞突变主要发生在 ACF 形成期间，随后是 *K-ras* 基因突变。

（2）抑癌基因：是保护细胞免于癌症的基因。当该基因突变导致其功能丧失或降低时，细胞可以进展为癌症，通常与其他遗传变化共同存在。在人类癌症发生过程中，抑癌基因丧失可能比癌基因激活更重要。

APC 基因突变是遗传性和散发性结直肠癌的一个常见特征，85% 的散发性和遗传性结直肠癌有 APC 功能缺失。1991 年，FAP 基因座编码的肿瘤抑制基因 APC 通过分子克隆被鉴定出来。后来的研究发现，APC 等位基因的失活不仅发生在 FAP 患者中，也发生在大多数散发性结直肠癌中。该突变通常被认为发生在整个癌变过程的早期，因为在大多数小结直肠腺瘤中就已经出现了 APC 等位基因的缺失。APC 基因编码具有多种细胞功能和相互作用的大蛋白，包括在 Wnt 信号通路中的信号转导作用、细胞间黏附的调节、细胞骨架的稳定以及可能的细胞周期和细胞凋亡的调节。有研究表明，不同的 APC 基因突变会导致肿瘤的发生和生长速率不同，在接近密码子 1300 发生的种系突变最有可能发生 APC 等位基因的缺失，这部分患者可能出现较为严重的结肠息肉病。APC 基因突变通过影响 Wnt 信号通路促进结肠癌变的发生，下文有详细叙述。

p53 蛋白促进细胞周期停滞和程序性细胞死亡，在调节细胞对细胞毒性应激的反应中起重要作用。在肿瘤发生过程中 p53 蛋白功能的丧失可导致不适当的细胞生长，增加细胞存活率和遗传不稳定性。在结直肠癌中染色体 17p 丢失的共同区域中包含 *p53* 基因。超过 75% 的结直肠癌中可以观察到这种染色体 17p 的序列丢失，但是在任何阶段的腺瘤中染色体 17p 的序列丢失并不常见，提示 p53 蛋白功能的丢失在结直肠癌形成中是相对较晚发生的事件。在结直肠癌中，*p53* 基因的失活表现为一个等位基因的点突变和剩余的野生型等位基因的丢失。野生型 *p53* 基因抑制结直肠癌生长，去除野生型 *p53* 基因剩余的突变，*p53* 等位基因不能抑制进一步的肿瘤进展。具有突变 *p53* 基因的 CRC 患者比那些具有野生型 *p53* 基因的患者表现出更多的对化疗药物的抗性，并且预后更差。

结直肠癌中第二个最常见的等位基因丢失区域是染色体 18q，其在超过 70% 的癌和几乎 50% 的晚期腺瘤中丧失。来自该区域的肿瘤抑制基因称为 *DCC*，编码与分子的细胞黏附家族具有显著同源性的蛋白质。*DCC* 基因在正常的结肠黏膜中表达，但在大多数结肠直肠癌中其表达减少或不表达。在一些情况下，*DCC* 基因表达的丧失与其体细胞突变相关。这种基因可能通过改变正常细胞-细胞间和（或）细胞-细胞外基质的相互作用而在结直肠癌的发展中发挥作用。

结肠直肠腺瘤进展到恶性和侵袭性需要发生进一步的遗传变化，其中报道较多的包括对 TGF-β 反应的明显损失。TGF-β 信号传导可以抑制上皮细胞的生长速率，TGF-β 通过与 Ⅰ 型（TGF-βR Ⅰ）和 Ⅱ 型（*TGF-βR* Ⅱ）跨膜受体结合来抑制大多数正常细胞的生长，但许多癌细胞能抵抗这种生长抑制作用。CRC 细胞逃避 TGF-β 正常抑制作用的一种机制是通过 *SMAD4* 突变，*SMAD4* 突变干扰了 TGF-β 信号通路所需蛋白的生成。在 CRC 细胞中也发现了其他可能的干扰正常 TGF-β 发信号的机制。研究表明，结直肠癌等肿瘤细胞中存在 TGF-βR Ⅱ 数量的改变、亚细胞分布的异常及 *TGF-βR* Ⅱ 基因的突变等，TGF-βR Ⅱ 表达的异常会造成机体 TGF-β 生长抑制作用的逃逸现象，使 TGF-β 信号传导通路受阻，导致细胞增殖失控、肿瘤的发生。另外，TGF-βR Ⅱ 的失活也可促进由 APC 基因突变引发的肠道肿瘤的侵袭和恶性转化。

2. 结直肠癌发生过程中的基因调控

（1）miRNA：是小非编码内源性 RNA，长度约为 22 个核苷酸，已知其在转录后水平和翻译水平调控 30% 的人类基因。

碱基互补配对结合到 3' UTR 区 miRNA 介导的细胞生长和凋亡已被大量报道。另外，报道也表明 miRNA 有致癌基因和抑癌基因的特征。通过检测 miRNA 的表达水平，不同的癌症中特定的 miRNA 有不同的特征性的变化。一部分 miRNA 有致癌特征，另外一些有抑癌的作用。一些研究显示，miRNA-21、miRNA-29、miRNA-92a、miRNA-141、miRNA-221 等在结直肠癌患者血清中异常高表达，而 miR-148a，miR-34b/c 和 miR-9 在结直肠癌细胞中被高甲基化沉默，这种变化促进了癌的进展和转移。另有研究发现，miRNA 也能在粪便中稳定存在并且易被检测到，如 miRNA-17-92 基因簇、miRNA-21、miRNA-92a、miRNA-106a、miRNA-135、miRNA-143、miRNA-145 等在结直肠癌患者的粪便中均异常表达。血液及粪便 miRNA 检测对结直肠癌均有很高的灵敏度和特异度，为结肠癌的早期诊断、疗效及预后预测提供了新的思路。

（2）单核苷酸多态性（single nucleotide polymorphism，SNP）：主要是指在基因组水平上由单个核苷酸的变异所引起的 DNA 序列多态性，属于人类可遗传变异中最常见的一种。SNP 是广泛分布于人类基因组中的稳定的多态性位点，与罕见的单核苷酸突变不同，SNP 在人群中出现频率 ≥ 1%。通常引起 SNP 的原因有两个：一个是单个基因的转换，一个嘧啶被另一个嘧啶，或者一个嘌呤被另一个嘌呤所替代；另一个是颠换，嘌呤和嘧啶之间的变换，转换与颠换之比约为 2∶1。SNP 自 20 世纪 90 年代以来一直是肿瘤研究领域的热点，大量研究表明，某些重要基因的 SNP 可以作为肿瘤预后评估的标志物。例如，*KRAS* 基因 3' UTR 区的 let-7 miRNA 互补位点 LCS6 上的 SNP 可以作为早期结直肠癌的预后标志物，*EZH2* 基因 rs3757441 突变纯合型患者较野生型与杂合型患者的无复发生存率和总体生存率更低，*TLR-3* 基因 SNP 可能作为 II 期结直肠癌的独立预后标志物。

SNP 还可预测患者对靶向治疗的反应。例如，对伊立替康加贝伐单抗治疗没有反应的患者 *VEGF-1154 GG* 基因型更常见，在 *ANXA11 rs1049550* 携带 TT 基因型或在 *LINS1 rs11247226* 携带至少一个 G 等位基因的患者比那些携带至少一个 C 等位基因或 AA 基因型的患者对贝伐单抗治疗更敏感。关于西妥昔单抗方案，在 *DFNB31 rs2274159* 或 *LIFR rs3729740* 携带 GG 基因型的患者比携带至少一个 A 等位基因的更敏感。

（3）基因甲基化：随着研究的深入，人们发现除了 DNA 突变等遗传学改变以外，基因甲基化、组蛋白乙酰化等不涉及 DNA 序列改变的表观遗传学机制在肿瘤的发生中可能起着至关重要的作用。甲基化可以通过下述途径引起肿瘤的发生：①抑癌基因启动子的 CpG 岛甲基化可导致相应基因表达沉默；②广泛的低甲基化可致癌基因激活；③甲基化的碱基可增加基因的突变频率。其中，肿瘤抑制基因 CpG 岛的高甲基化是癌细胞中的常见改变。*hMLH1* 是错配修复系统中最为重要的基因，该基因缺陷可导致细胞在增殖过程中的错误掺入和缺失不能修复，造成高度微卫星不稳定。有多项研究表明，*hMLH1* 启动子的甲基化导致了 DNA 错配修复蛋白表达低下甚至缺失，导致微卫星不稳定，参与了结直肠癌的发生发展。*RUNX3* 基因通过调节细胞周期和诱导细胞凋亡对肿瘤造成抑制，研究证实在结直肠癌中普遍检出 *RUNX3* 基因启动子区存在不同程度的甲基化，而在正常黏膜组织中未检测出 *RUNX3* 基因启动子甲基化。

3. Wnt 途径在癌变中起关键作用

Wnt 通路是一条进化上保守的信号转导通路，是胚胎发育所必需的。Wnt 信号通路在结直肠癌的发生中起关键作用。当细胞未受到外界信号刺激时，含有轴蛋白（Axin）、糖原合酶激酶 3β（glycogen synthase kinase 3β，GSK3）和 APC 肿瘤抑制因子的多蛋白复合物可使游离的细胞质 β- 连环蛋白去稳定化：复合物中 Axin 和 GSK3 之间的相互作用促进 β- 连环蛋白被 GSK3 有效磷酸化，磷酸化后的 β- 连环蛋白通过泛素化，随后被蛋白酶体途径降解。当细胞被 Wnt 配体刺激时，细胞质蛋白 Dishevelled 被募集到膜上。Dishevelled 通过直接结合 Axin 来抑制 Axin 复合物。Wnt 信号能够抑制 Axin 复合物对胞质中游离的 β- 连环蛋白的去稳定化，稳定的 β- 连环蛋白从 Axin 复合物中释放，并转移到细胞核中。一旦进入细胞核中，β- 连环蛋白就结合 T 细胞因子（TCF）蛋白并作为 TCF 的共激活因子，促进 Wnt 靶基因的转录。由此可见，游离细胞质 β- 连环蛋白的稳定化是经典 Wnt 通路的核心，而 APC 的关键肿瘤抑制功能在于，其有使游离的 β- 连环蛋白不稳定的能力。

APC 损失的直接后果是增殖的隐窝室的尺寸增加，呈现为息肉的异常组织结构。正常小肠的上皮包括不断交替的隐窝和绒毛。隐窝在它们的基部含有干细胞区室，增殖细胞从该区域向绒毛缓慢迁移，同时分化成各种不同的细胞类型。到达绒毛顶端，分化的细胞最终死亡并脱落到肠腔中。Tcf4（TCF 家族成员）是维持未分化的隐窝细胞区室所需的。稳定的 β- 连接蛋白可以使 Tcf4 过度激活，通常迁移出隐窝室并进一步分化的细胞在被激活的 Tcf4 作用下保持为隐窝细胞，导致隐窝隔室明显的扩张，使单个绒毛内的微腺瘤形成。微腺瘤进一步扩张到邻近的绒毛中，并逐渐融合形成突入肠腔的多发性息肉。

4. 癌变基因的进行性累积是结直肠癌临床和组织病理学进展最一致的特征

20 世纪 90 年代，Vogelstein 和 Fearon 提出了著名的结肠癌癌变模型，认为其遵循"正常黏膜 - 腺瘤 - 腺癌"的发生顺序，一系列基因和传导通路顺序改变是导致腺瘤病最终癌变的关键。目前已有病理学、流行病学、观察性临床和动物研究支持结直肠癌是由腺瘤性息肉演变而来这一假说，主要支持论据包括：①早期癌往往见于大的腺瘤性息肉内，并且人类结肠癌病灶周围经常可发现腺瘤样改变。②流行病学数据表明，腺瘤和癌在结肠中有相似的分布，并且无论是在散发性还是在家族性结肠癌患者中，都通常在癌发生前 10 ～ 15 年可以观察到腺瘤。③通过切除息肉可以降低结直肠癌的发病率。

在结直肠癌发生之前是广泛的细胞过度增殖，而这种增殖是通过染色体 5q 上的 APC 基因的丧失或失活诱导发生的。然后，这些过度增殖细胞中的个别细胞可以通过克隆扩增产生小的腺瘤。而从增生向肿瘤转变的过程似乎不涉及野生型 APC 基因的丧失。*ras* 基因突变、*p53* 突变及染色体 18q 或其他染色体上的突变参与了早期腺瘤向恶性肿瘤进展的不同特征阶段。*K-ras* 突变发生在早期腺瘤向中期腺瘤转变的过程中，18q 染色体的序列丢失可能相对较晚一些，而染色体 17p 的序列丢失，即 *p53* 基因失活通常在癌或晚期腺瘤中才能观察到。

但值得注意的是，这些基因突变的发生顺序并不是绝对的，没有发现任何上述基因突变的发生限于肿瘤发生的特定阶段。例如，研究发现非常小的腺瘤中也可以观察到有染色体 17p 序列丢失的情况。另外，尽管在结直肠癌发生过程中，遗传改变存在一定的顺序，但数据表明，这些改变的进行性累积是结直肠癌临床和组织病理学进展最一致的特征。

参考文献

1. Wu WK，Wang XJ，Cheng AS，et al.Dysregulation and crosstalk of cellular signaling pathways in colon carcinogenesis.Crit Rev Oncol Hematol，2013，86（3）：251-277.

2. Li XL，Zhou J，Chen ZR，et al.P53 mutations in colorectal cancer-molecular pathogenesis and pharmacological reactivation.World J Gastroenterol，2015，21（1）：84-93.

3. 王俊红，曹红霞，赵长林 . TGF-βR Ⅱ /hMSH6 与结直肠癌关系的研究进展 .

现代肿瘤医学，2014，22（6）：1470-1472.

4. 彭伟，杨韵，刘韵霄，等 . miRNA 在结直肠癌中的研究及应用进展 . 中国普外基础与临床杂志，2013，20（6）：691-696.

5. 李小红，陈明康，董靖 . MiRNA 在结直肠癌治疗中的研究进展 . 基因组学与应用生物学，2016，35（7）：1648-1652.

6. Wu CW，Ng SS，Dong YJ，et al. Detection of miR-92a and miR-21 in stool samples as potential screening biomarkers for colorectal cancer and polyps.Gut，2012，61（5）：739-745.

7. Silvestri A，Pin E，Huijbers A，et al.Individualized therapy for metastatic colorectal cancer.J Intern Med，2013，274（1）：1-24.

8. 方园，王鲁平 . 结直肠癌中相关基因甲基化改变的研究进展 . 临床与实验病理学杂志，2012，28（7）：792-794.

9. Zauber AG，Winawer SJ，O'Brien MJ，et al.Colonoscopic polypectomy and long-term prevention of colorectal-cancer deaths.N Engl J Med，2012，366（8）：687-696.

（孟祥辰　整理）

结肠癌和直肠癌癌变过程的异同

世界范围内结直肠癌发病率居恶性肿瘤第三位，人类发展指数越高，结直肠癌发病率与死亡率也越高。提示随着中国经济卫生的发展，未来结直肠癌负担可能越来越重。1973—2007 年上海男性和女性结肠癌和直肠肛门癌的发病率均呈上升趋势，与1973—1977 年相比，2003—2007 年男性发病率分别增加 138.8% 和 31.1%，女性则分别增加 146.7% 和 49.1%。从流行病学资料显示，我国近几十年来结肠癌发病率的升高趋势明显高于直肠癌，这可能与中国人群饮食结构与生活方式均发生改变有关。既往文献均将结肠癌和直肠癌作为一类疾病进行总结分析，其实结肠癌与直肠癌在流行病学、好发部位、临床表现及治疗方式等方面存在诸多差异，在癌变的发生和发展过程中也存在差异。

5. 结肠癌和直肠癌的流行病学存在差异

结直肠癌是消化道最常见的肿瘤之一，在我国其发病率和死亡率居恶性肿瘤的第四位，在美国居第二位。近年来我国结直肠癌的发病率呈逐年上升的趋势，据流行病学调查显示，2000 年与 1991 年相比，结直肠癌的死亡率上升了 31.18%。进一步的统计学数据表明，结肠癌和直肠癌在发病率和病因学方面存在着明显差异。在我国直肠癌较结肠癌多见，但在 20 世纪 90 年代较 80 年代，其所占比例有所下降（直肠癌在结直肠癌中所占的比例在 20 世纪 90 年代为 66.9%，80 年代为 72.6%）。北京协和医院的资料也表明，1990—2005 年结肠癌为 960 例，直肠癌为 902 例。上海的流行病学资料显示，近 20 年结肠癌发病率提高了 78%，而同期直肠癌的发病率变化很小，仅上升 6%，并且这一变化表明生活习惯和饮食结构的西方化与结肠癌的发病有密切关系，相对于直肠癌的关系较小。但西方国家却与我们国家有着显著的不同，其特点是结肠癌的发病率明显高于直肠癌。根据最近的美国流行病学资料显示，在结直肠癌的普查中，直肠癌仅占 30.2%，其中以亚洲和太平洋人群为主，并且发病的危险因素和预后又存在明显的不同。英国最近的资料显示，结肠癌和直肠癌在病因学和形态改变方面都存在差异，因此认为结肠癌和直肠癌有着不同的致病因素。以上数据明确说明，结肠癌的发病与生活习惯和饮食结构有密切关系，直肠癌的发病与地域和人种有关系，结肠癌和直肠癌的发生和发展中肯定存在着差异，并且不同地域（东、西方国家）、不同人种（东、西方人群）和不同环境因素之间会造成结直肠癌癌变模式的不同。

6. 结肠癌和直肠癌在癌变过程中的相同点

目前结直肠癌主要与三种癌变机制相关，即染色体不稳定（CIN）、微卫星不稳定（CIMP）和 CpG 岛甲基化模式（MSI）。

染色体不稳定与 65% ～ 70% 的散发性结直肠癌的发生相关。经典的染色体不稳定途径由 Vogelstein 提出，认为主要是生长调节基因 *APC*、*K-ras* 和 p53 等按一定的顺序发生突变引起相应蛋白的表达异常，这种异常表达不断累积，导致了"正常黏膜-腺瘤-腺癌"的发展模式。现在认为染色体不稳定主要表现为非整倍体，以及由于某些原癌基因或抑癌基因突变导致的染色体分离、DNA 修复、端粒功能异常。中心体相关激酶 AURK 过表达导致有丝分裂停滞及多核现象，与染色体不稳定程度呈正相关。DNA 修复途径异常及端粒过度断裂可导致染色体不稳定。DNA 修复可激活两条信号途径，即 ATM-Chk2 和 ATR-Chk1。73% 的结直肠癌患者中 Chk2 失活及 AURKA 过度表达导致了微管聚合率升高。

15% 的结直肠癌病例中存在 MSI，DNA 错配修复基因失活导致了 MSI。hMSH2、hMSH6、hMSH3、hMLH1、hMLH3、hPMS1、hPMS2 等是 DNA 错配修复系统的重要组成部分。*MLH1*、*MSH2*、*MSH6* 和 *PMS2* 突变与 Lynch 综合征发生风险明确相关。截至 70 岁，存在上述基因突变的男性患者中发生 Lynch 综合征的风险为 38%，女性患者为 31%。生殖细胞中 *MLH1* 和 *MSH2* 过度甲基化可增加癌症易感性。结直肠癌组织及其周围正常组织

中均观察到了 *MSH2* 启动子甲基化与 *EPCAM* 缺失相关。*EPCAM* 是 *MSH2* 上游基因，其内包括终止信号，若 EPCAM 3′ 端缺失可导致下游 *MSH2* 基因过表达。此外体细胞中 *EPCAM*、*POLE*、*POLD1* 基因突变也与结直肠癌变过程相关。研究发现，约 70% 的肿瘤患者存在至少 2 个上述的基因突变。

肿瘤中常见的表观遗传改变为广泛 DNA 低甲基化及局部过甲基化。卫星区域等重复 DNA 片段区低甲基化导致基因不稳定。此外，基因印记缺失或启动子去甲基化可能再激活反转录转座子。约 40% 的结直肠癌患者存在 IGF2 印记缺失，导致年轻患者微卫星不稳定。细胞周期相关基因或抑癌基因启动子 CpG 岛过碱基化可导致相关基因转录失活。在 18.7% 的散发性结直肠癌病例中发现，*BRAF V600E* 突变与 MLH1 过甲基化高度相关。研究发现，共 759 处过度甲基化区域与 *BRAF* 突变相关。229 处区域位于启动子区，促进 Wnt、Hedgehog、bZip 转录因子、PI3 激酶和 IGF 蛋白激酶 B 5 条信号通路表达。

7. 结肠癌和直肠癌在癌变过程中的不同点

有研究检测了北京协和医院 60 例结肠癌和直肠癌患者手术标本的染色体不稳定途径（CIN）中主要癌变相关蛋白 APC、wnt1、β-catenin、p53 和微卫星不稳定途径（MSI）中错配修复基因表达蛋白 *MLH1*、*PMS2*、*MSH2*、*MSH6*，发现 Wnt 信号通路途径的激活和 P53 表达在结肠癌和直肠癌癌变过程中均起重要作用，结肠癌中 *K-ras* 基因突变明显高于直肠癌，错配修复基因突变导致的蛋白表达缺失在结肠癌中更多见，主要以 *MLH1* 和 *PMS2* 突变为主，直肠癌中主要为 *MSH2* 和 *MSH6*。另有一篇国内研究得出了基本相同的结论。也有国外研究表明 *K-ras* 基因突变多见于结肠癌，在直肠癌中突变率较低。最近有研究采用比较基因组杂交技术表明，20q 的扩增常发生在结肠癌，12p 的扩增常发生在直肠癌。有研究发现，直肠癌中细胞核定位的 β-连环蛋白明显比结肠癌中更多，但仅限于在直肠癌中较常见的 APC-β- 连环蛋白通路的突变。p53 途径似乎在直肠癌中更重要，因为它对直肠癌患者的生存具有独立的预后价值。因为微卫星不稳定肿瘤在近端结肠中更常见，有学者只研究了微卫星稳定的结直肠肿瘤，发现结肠和直肠肿瘤的基因表达谱不存在很大差异，只发现有几个 *HOX* 基因与肿瘤位置相关联。

然而，进一步的组织学、遗传学和甲基化的研究结果表明，直肠癌和结肠癌共享相似的特征，近端结肠的肿瘤相对而言更为不同。研究发现，近端结肠肿瘤比直肠和远端结肠肿瘤更可能具有微卫星不稳定性、CpG 岛甲基化表型、*K-ras* 突变和 *BRAF* 突变，而直肠和远端结肠肿瘤比近端结肠肿瘤更具有 *p53* 突变的可能。Cancer Genome Atlas Network 对 224 个结肠直肠肿瘤 / 正常组织对的全基因组分析显示，84% 的结肠和直肠肿瘤具有 < 8.24/106 个碱基的低突变率（定义为非超突变）。剩余的 16% 的肿瘤具有高突变率（> 12/106 个碱基，定义为超突变）。在非超突变肿瘤中，已知的 CRC 相关基因 *APC*、肿瘤蛋白 TP53、*KRAS* 癌基因和 *BRAF* 的突变频率分别为 81%、59%、43% 和 3%，而在超突变肿瘤中分别为 51%、17%、30% 和 47%。在非超突变肿瘤中，结直肠癌在突变拷贝数、基因表达谱、DNA 甲基化和 miRNA 变化上均相似。而近端结肠和其余部位的结直肠肿瘤之间存在一些差异，3/4 的超突变发生在近端结肠肿瘤，这导致 DNA 高甲基化在近端结肠癌中更常见。研究者认为这种差异是因为不同的胚胎起源，即近端结肠起源于胚胎中肠，而远端结肠、直肠起源于胚胎后肠。这些数据表明，该研究中的非超突变肿瘤基本上对应于 CIN 表型，而超突变肿瘤对应于 MSI 表型。

参考文献

1. 邓艳，柯晴 . 结肠癌与直肠癌在癌变分子机制及信号通路方面的对比 . 中国医学创新，2016，13（5）：77-80.

2. Tariq K，Ghias K.Colorectal cancer carcinogenesis: a review of mechanisms. Cancer Biol Med，2016，13（1）：120-135.

3. Bak ST，Sakellariou D，Pena-Diaz J.The dual nature of mismatch repair as antimutator and mutator: for better or for worse.Front Genet，2014，5:287.

4. Sanz-Pamplona R，Cordero D，Berenguer A，et al.Gene expression differences between colon and rectum tumors.Clin Cancer Res，2011，17（23）：7303-7312.

5. Cancer Genome Atlas Network.Comprehensive molecular characterization of human colon and rectal cancer.Nature，2012，487（7407）：330-337.

6. Tamas K，Walenkamp AM，de Vries EG，et al.Rectal and colon cancer: Not just a different anatomic site.Cancer Treat Rev，2015，41（8）：671-679.

7. Bonadona V，Bonaïti B，Olschwang S，et al.Cancer risks associated with germline mutations in MLH1，MSH2，and MSH6 genes in Lynch syndrome.JAMA，2011，305（22）：2304-2310.

8. 张玥，石菊芳，黄慧瑶，等 . 中国人群结直肠癌疾病负担分析 . 中华流行病学杂志，2015，36（7）：709-714.

（徐天铭　孟祥辰　整理）

胆汁酸异常在结直肠癌发生中的重要作用

8. 目前关于胆囊切除术、胆石症与结直肠癌发生关系的研究还没有统一定论

目前关于胆石症及胆囊切除术与结直肠癌发生的关系仍有争议，不同研究的结果差异较大。部分研究表明，胆囊切除术可导致结直肠癌发生的风险增加，尤其与右半结肠癌的发生密切相关，其发生机制是通过影响肠腔内胆汁酸的代谢。具体表现在胆囊切除术后，胆汁未经胆囊储存直接分泌到肠道内，从而导致肠道内有害的次级胆汁酸增加、胆汁酸的肝肠循环增加、肠道内细菌对胆汁酸的降解增加，进而导致肠道上皮的损害、细胞增生，最终导致肿瘤形成。胆囊切除术后循环中促胆囊素的增加也可促进肠上皮细胞向肿瘤细胞的转化。此外，还有研究表明胆囊切除术后结肠腺瘤，尤其是高危腺瘤的形成增加了。但也有研究分析得出，胆石症、胆囊切除术与结直肠癌、结肠腺瘤的发生均无相关性，在校正年龄、性别、体重指数（body mass index，BMI）、

吸烟史、是否使用非甾体类抗炎药（nonsteroidal antiinflammatory drugs，NSAIDs）方面均无显著性差异。不同研究结果之间的差异可能由研究设计及样本量的限制所致。

此外，有研究分别探讨了胆石症、胆囊切除术与结直肠癌的关系，发现胆石症后结直肠癌发生的风险为之前的 1.33 ～ 1.46 倍，而胆囊切除术后其发生风险则无明显升高。由于结直肠癌的发生发展往往要经历 10 年左右的时间，因此这些研究的随访也都在 10 年以上，结果表明胆石症与结直肠癌、结肠腺瘤的关系更加密切。并猜测胆石症可能通过影响餐后胆囊内胆汁储存从而形成了"功能性胆囊切除"，而胆石症也是胆囊切除术常见的手术指征，使得部分关于胆囊切除术的研究结果可能与其相一致。有研究深入地探讨了胆石症是否伴有临床症状与结直肠癌的关系，结果显示，无论是否伴随临床症状，胆石症均可导致结直肠癌发生的风险增加，且急性发作的胆囊炎所致风险要高于单纯伴有症状但无并发症者，急性胆囊炎行胆囊切除术可轻度增加结直肠癌发生的风险但差异无统计学意义，提示不影响急性胆囊炎治疗方案的选择（是否行外科处理），但是对单纯伴有症状而无并发症的胆石症行胆囊切除术则可增加结直肠癌的发生风险。

9. 短链脂肪酸可以预防结直肠癌的发生

在众多的饮食因素中，膳食纤维作为对结直肠癌起到预防作用的因素，其具体的机制被广为研究探讨。短链脂肪酸（short-chain fatty acids，SCFA）也称挥发性脂肪酸（volatile fatty acids，VFA），是肠道内细菌对膳食纤维的代谢产物，主要包括醋酸酯、丙酸酯及丁酸盐等。膳食纤维的摄入可以提高肠道内产 SCFA 细菌的比例，相应提高了肠道内 SCFA 的含量。有研究表明，结直肠癌患者的肠道菌群内，产 SCFA 细菌的比例明显下降。而在结直肠癌的动物模型中，予以高膳食纤维及产 SCFA 细菌饲养者，其肿瘤负荷明显低于其他组，并且其中膳食纤维的作用是依赖于产 SCFA 细菌的。

在关于 SCFA 抑癌作用机制的研究中，Warburg 效应假说最受到公认，即在正常结肠上皮中，SCFA 作为一种脂肪酸，经线粒体代谢，为细胞提供 60% ~ 70% 的能量，而肿瘤细胞内以糖代谢为主，导致 SCFA 在肿瘤细胞内蓄积，从而抑制了组蛋白脱乙酰化酶（histone deacetylase，HDCA），最终诱导了肿瘤细胞的凋亡，抑制了细胞增生。此外还有一些研究认为，SCFA 可以减少食物在肠道内传输的时间，并且可以激活肠道上皮表面的 G 蛋白偶联受体，通过多种机制发挥抑癌作用。长期的慢性炎症导致肿瘤的发生风险明显升高，而一些关于 SCFA 在炎症性肠病中作用的研究表明，SCFA 还可以抑制肠道的炎症反应，通过诱导具有免疫抑制作用的 Treg 以及诱导促炎因子，发挥对免疫机制的调节作用，从而对肿瘤的发生起到预防作用。

10. 胆汁酸代谢中法尼酯衍生物 X 受体在结直肠癌的发生发展中起抑制作用

（1）胆汁酸代谢：胆汁酸是脂代谢在肝及肠道内合成分泌

的产物，胆固醇在肝内代谢后首先合成初级胆汁酸并储存在胆囊内，随后在餐后分泌到肠腔内，部分被重吸收进入肠肝循环，部分在肠道内细菌的作用下代谢为次级胆汁酸，并形成乳糜微粒，促进脂肪的吸收。胆汁酸的合成、分泌、转运及重吸收维持了胆汁酸代谢的平衡，而各种原因所致的肠道内次级胆汁酸的过负荷，如高脂饮食或胆囊切除术等，都可促进肿瘤的发生及发展。

（2）法尼酯衍生物 X 受体（Farnesoid X receptor，FXR）：FXR 是胆汁酸代谢中发挥主要作用的核受体，主要分布在胆汁酸代谢途径的常见器官中，如肝、肠道、肾，此外其在肾上腺、胰腺及生殖细胞中也有表达。肠道作为胆汁酸重吸收的主要部位，FXR 在回肠上皮中表达量最高。FXR 有两种编码基因，即 *NR1H4* 及 *NR1H5*，其中 *NR1H4* 表达于人类，*NR1H5* 表达于小鼠、大鼠、兔子及狗。同大多数核受体的结构一致，FXR 由 N 末端的 DNA 结合区域及 C 末端的配体结合区域构成，配体激活后 FXR 同靶基因结合，进而参与到一系列胆汁酸及糖脂代谢中。在体内正常的代谢途径中，初级胆汁酸鹅去氧胆酸（chenodeoxycholic acid，CDCA）为 FXR 效应最强的配体，在治疗胆石症的常见药物中，熊去氧胆酸（ursodeoxycholic acid，UDCA）也可以起到激活 FXR 的作用。为了不同研究的应用，人工合成了一系列 FXR 的激动剂，包括 GW4064、fexaramine、AGN34 以及半合成的 6-ECDCA（INT-747），其中 GW4064 的使用最为广泛，但是由于其毒性限制了后期的推广，衍生于 CDCA 的新型激动剂 6-ECDCA 逐渐成为其选择的替代。

（3）FXR 功能与结直肠癌的关系：FXR 的主要功能为调节胆汁酸的合成、代谢及解毒，并作为转录因子影响细胞增殖及凋亡。FXR 在肝中的主要靶基因为 *SHP*（small heterodimer partner），主要抑制胆汁酸肝合成的限速酶 CYP7A1 的表达，从而抑制胆汁酸的合成。在肠道中的主要靶基因为 *FGF15/19*（fibroblast growth factor 15/19，分别表达于小鼠和人），FXR 的激活可以诱导其合成及分泌，进而激活肝中的受体 FGF4，负反馈抑制胆汁酸的合成。此外 FXR 还可以影响肝及肠道中的一系列转运、分泌及重吸收的环节，如回肠胆汁酸结合蛋白（ileal bile acid binding protein，IBABP）、有机溶质转运蛋白 A 和 B（organic solute transporters a and b，OSTa/OSTb）、钠离子 / 牛磺胆酸共转运蛋白（Na^+-dependent taurocholic cotransporting polypeptide，NTCP）、顶膜钠依赖性胆盐转运体蛋白（apical sodium dependent bile acid transporter，ASBT）和有机阴离子转运多肽（organic anion transporting polypeptide，OATP）等，共同维持胆汁酸代谢的平衡。

有研究发现，结直肠癌患者、动物模型及肿瘤细胞系中 FXR 的表达水平均明显降低，并且其表达水平同肿瘤分期、分化、局部复发、远处转移及患者的预后呈负相关。FXR 敲除的小鼠肠道肿瘤发生的风险、肿瘤体积及数量明显增加，而促进 FXR 表达、激活 FXR 的动物模型中肿瘤体积则明显缩小，提示 FXR 可能在结直肠癌的发生发展中起到抑制作用。具体机制可能包括其对胆汁酸代谢的调节作用，但不同研究表明，FXR 可能还通过其他机制起到抑癌作用，如影响 WNT/β-catenin 信号通路、调节肠黏膜的免疫反应、影响肠道菌群等。此外，在 FXR 的表达调控中，有研究表明其基因启动子区域甲基化、基因位点的单核苷酸多态性 SNP 以及对 miRNA 的影响，均可能参与到肿瘤的发生机制中。

参考文献

1. Zhao C，Ge Z，Wang Y，et al. Meta-analysis of observational studies on cholecystectomy and the risk of colorectal adenoma.Eur J Gastroenterol Hepatol，2012，24（4）：375-381.

2. Chiong C，Cox MR，Eslick GD.Gallstone disease is associated with rectal cancer: a meta-analysis.Scand J Gastroenterol，2012，47（5）：553-564.

3. Schmidt M，Småstuen MC，Søndenaa K.Increased cancer incidence in some gallstone diseases，and equivocal effect of cholecystectomy: a long-term analysis of cancer and mortality.Scand J Gastroenterol，2012，47（12）：1467-1474.

4. Bultman SJ.The microbiome and its potential as a cancer preventive intervention. Semin Oncol，2016，43（1）：97-106.

5. Encarnação JC，Abrantes AM，Pires AS，et al.Revisit dietary fiber on colorectal cancer: butyrate and its role on prevention and treatment.Cancer Metastasis Rev，2015，34（3）：465-478.

6. Donohoe DR，Holley D，Collins LB，et al.A gnotobiotic mouse model demonstrates that dietary fiber protects against colorectal tumorigenesis in a microbiota- and butyrate-dependent manner.Cancer Discov，2014，4（12）：1387-1397.

7. Chang PV, Hao L, Offermanns S, et al.The microbial metabolite butyrate regulates intestinal macrophage function via histone deacetylase inhibition.Proc Natl Acad Sci USA, 2014, 111 (6): 2247-2252.

8. Furusawa Y, Obata Y, Fukuda S, et al.Commensal microbe-derived butyrate induces the differentiation of colonic regulatory T cells.Nature, 2013, 504 (7480): 446-450.

9.Joyce SA, Gahan CG.Bile Acid Modifications at the Microbe-Host Interface: Potential for Nutraceutical and Pharmaceutical Interventions in Host Health.Annu Rev Food Sci Technol, 2016, 7: 313-333.

10. Kundu S, Kumar S, Bajaj A.Cross-talk between bile acids and gastrointestinal tract for progression and development of cancer and its therapeutic implications.IUBMB Life, 2015, 67 (7): 514-523.

11. Bailey AM, Zhan L, Maru D, et al.FXR silencing in human colon cancer by DNA methylation and KRAS signaling.Am J Physiol Gastrointest Liver Physiol, 2014, 306 (1): G48-58.

12. Gadaleta RM, van Erpecum KJ, Oldenburg B, et al.Farnesoid X receptor activation inhibits inflammation and preserves the intestinal barrier in inflammatory bowel disease.Gut, 2011, 60 (4): 463-472.

（毛佳玉　整理）

肠道菌群与结直肠癌

结直肠癌（CRC）发生的场所充斥着大量的肠道菌群，菌群的数量、种类、存在的部位及其代谢产物均影响结直肠癌的发生。肠道菌群与结直肠癌发生的关系已成为学者们关注的热点问题。许多研究都表明肠道菌群在 CRC 发病中起重要作用，而微生态制剂在 CRC 防治过程中也得到了一定的应用。现就 CRC 发生过程中肠道菌群的变化、可能的作用机制、饮食对肠道菌群的影响以及微生态制剂对 CRC 的防治作用等相关研究逐一进行介绍。

11. 菌群改变在结直肠癌发生过程中起重要作用

人类的肠道内广泛分布着多种多样的微生物，包括多达 100 万亿的细菌（1000 多种）以及病毒、真菌等。这些微生物在调节宿主新陈代谢方面发挥着重要作用，比如吸收未消化的碳水化合物、帮助建立肠道的屏障功能以及针对外来病原进行合适的免疫应答等。在正常生理情况下，肠道菌群与宿主在稳态中共存。然而，越来越多的研究证实肠道菌群与许多疾病均有关联，如炎症性肠病、结直肠腺瘤、CRC 等。现发现与 CRC 的发生相关的可能病原菌主要包括具核梭杆菌、致病性结直肠杆菌、脆弱拟杆菌等。CRC 患者与健康人相比，总的菌群结构相似，但是 CRC 患者菌群多样性较低，乳杆菌含量较多，普拉梭菌（Faecalibacterium prausnitzi，FP）较少。Castellarin 等利用定量 PCR 对 99 例结肠癌组织进行分析，发现具核酸杆菌明显增加，并且与淋巴结转移呈正相关。具核酸杆菌能增加胶原酶 -3 的产生，促进上皮细胞迁移。Sanapareddy 等发现在腺瘤患者的直肠黏膜标本中存在潜在病原体，如假单胞菌、幽门螺杆菌、不动菌属以及一些变形菌的过生长。Luan 等甚至发现腺瘤性息肉的活检标本与其邻近的正常黏膜标本中的真菌菌群亦存在明显差异。这些研究均提示，肠道菌群构成的改变在 CRC 的发病中起重要作用。

12. 饮食对肠道菌群结构的影响至关重要

提到肠道菌群，就不得不提到饮食。众所周知，高纤维素食物的摄入可以降低 CRC 的发生风险。食物中的膳食纤维仅小部分在小肠吸收，约 95% 未被消化的纤维到达结肠，在肠道菌群作用下被分解或转换，提示肠道菌群在 CRC 发生中发挥了重要作用。肠道菌群的构成受饮食因素的影响，而饮食结构改变可使肠道菌群在数天内发生变化。研究表明，动物性饮食会使拟杆菌门细菌增加，放线菌门细菌减少。高蛋白饮食会使细菌水解发酵肠道内过量的蛋白，产生具有致炎和致癌作用的酚、氨、支链短链脂肪酸和其他含氮代谢产物。高脂肪饮食可产生胆汁酸，后者是表达 7α 脱氢基酶细菌的适合底物，这些细菌可将初级胆汁酸转变为具有潜在致癌作用的次级胆汁酸。因此，在宿主与肠道微生物共同进化的过程中，饮食对菌群结构的影响至关重要。从应用角度出发，通过改善饮食结构而调整肠道菌群，从而减少 CRC 发生的研究应该更具有临床实践意义。

13. 肠道菌群改变导致结直肠癌发生的机制

（1）肠道菌群对肠上皮细胞的作用：在 CRC 发病早期阶段，β-catenin 和 APC 基因突变可导致结肠上皮屏障功能缺失，导致微生物产物转运至肿瘤微环境，此过程可使产生 IL-23 的髓系细胞活化，产生大量细胞因子促进肿瘤生长。研究表明，脆弱类杆菌可诱导结肠上皮细胞表达精胺氧化酶，产生反应性氧自由基，引起 DNA 损伤。粪肠球菌可产生细胞外超氧化物和过氧化氢，损伤结肠上皮细胞 DNA。还有研究发现，大肠埃希菌和硫酸盐还原菌能改变肠上皮表面氧化还原反应的平衡状态，产生活性氧自由基和硫化氢，损伤肠上皮细胞的 DNA。

（2）细菌代谢产物对黏膜上皮细胞的作用：人体肠道内的某些共生菌及其相关的代谢物、酶类会对机体肠道健康造成负面影响，并促进 CRC 的发生、发展。有流行病学调查显示，CRC 患者肠内硫酸盐还原菌数量较高。硫酸盐还原菌不仅可消耗肠道内已有的丁酸盐，还可以抑制其生成。而研究表明，丁酸盐具有抗肿瘤特性，可降低 CRC 发病率。肠道细菌产生的酶可以激活致癌物质，促进肿瘤发生。一项对粪便样品的生化分析表明，结肠癌患者的硝基还原酶活性明显高于健康受试者。硝基还原酶能够使硝酸盐和酰胺类生成亚硝酸盐和亚硝酰胺，促使肠道肿瘤发生。

（3）细菌诱导的炎症反应及免疫反应参与肿瘤发生：以往的流行病学研究发现，15% ～ 20% 的肿瘤存在慢性炎症，并会增加肿瘤发生的风险。而肠道菌群构成的改变破坏了肠黏膜屏障，使肠壁通透性增加，导致细菌易位或更多的内毒素进入肠道，促进炎症因子产生，引发患者慢性低度炎症。慢性炎症伴随着持续的免疫应答反应，引起组织损伤，在这过程中激活的免疫细胞和分泌的炎症因子可促进肿瘤的发生发展。体外研究发现，牛链球菌蛋白诱导结肠癌细胞 TNF-α、IL-1β、IL-6 和 IL-8 等炎症因子的表达，刺激炎症细胞产生 NO 等自由基，引起 DNA 氧化性损伤，进一步激活其基因或下调抑癌基因，最终导致 CRC 的发生。此外，微生物的脂多糖、鞭毛蛋白、肽聚糖以及其他微生物相关分子模式可被天然免疫系统，如 NOD 样受体、Toll 样受体和视黄酸诱导基因-I 样受体在内的模式分子受体识别。天然免疫系统的激活可调节细胞增殖、黏膜屏障功能以及多种细胞炎症通路。Killeen 等报道，细菌脂多糖在 TLR4 和 NF-κB 的协同作用下，可激活尿激酶型纤溶酶原激活物系统，促进肿瘤细胞黏附和侵袭。双歧杆菌的表面分子脂磷酸壁是 Toll 样受体的重要配体，可激发机体的天然免疫反应，不仅有强的免疫赋活作用，还能诱导肿瘤细胞凋亡，发挥抗肿瘤作用。

肠道菌群引起 CRC 发生的机制可概括为：肠道菌群通过引起肠道黏膜促炎反应信号转导机制异常，导致肠道黏膜上皮损伤修复加剧，最终出现肿瘤；某些细菌的毒性因子、细菌酶活代谢产物对上皮细胞具有细胞毒性作用，受损肠黏膜上皮的不完全修复可导致其肿瘤转化。目前，对于细菌与宿主之间的关系研究虽已有较多，但对其具体机制还需要进一步深入研究。

14. 益生菌在预防结直肠癌发生中有积极的作用，但是其安全性还有待进一步研究

益生菌是一种具有活性的，可以独立生存的非致病性微生物。常用的益生菌包括乳杆菌、双歧杆菌、大肠杆菌和酵母菌。益生菌主要通过调节宿主体内的菌群平衡、影响肠道屏障功能、调节免疫而发挥促进人体健康的作用。益生菌与肠黏膜细胞的特异性受体结合后，定植在肠黏膜表面构成膜菌群，不仅起占位保护作用，抑制其他病原菌对肠黏膜的黏附和入侵，同时也可产生过氧化氢、有机酸等物质，阻止病原菌的生长繁殖。动物实验显示，饮食中补充益生菌可以影响肠道菌群，使乳杆菌数量增多，肠杆菌数量减少，并且抑制 CRC 的发病。此外，益生菌也可以通过降低肠道微生物酶的活性来体现其对 CRC 的化学预防作用。在健康人服用含嗜酸乳杆菌的牛奶期间，对其粪便中 β- 葡糖醛酸酶、偶氮还原酶及硝基还原酶的研究发现，这些具有催化前致癌物转变为致癌物作用的酶的活性下降超过 50%，且其活性

可在停服牛奶 4 周后恢复如前。

与益生菌相关的制剂还包括益生元和合生元。益生元是指能够改变特定胃肠道有益菌群构成和（或）活动的发酵成分，如菊粉。合生元系益生菌与益生元的混合制剂，可提高活菌食品添加成分在胃肠道的存活和植入，特异性刺激一种或数种有益菌生长和（或）激活其代谢，从而改善宿主健康状态。相对于单独使用益生菌，合生元可能取得更好的效果。有研究评估了乳双歧杆菌（*B.lactis*）、菊粉以及由两者组成的合生元预防 CRC 发生的作用，发现合生元保护效应显著，合生元组大鼠由氧化偶氮甲烷（AOM）诱导的结肠肿瘤发生率和肿瘤数量较对照组减低 50%以上，而单独给予 *B.lactis* 或菊粉则无保护效应或保护效应不明显。

益生菌对于 CRC 的防治作用已得到一些基础和临床研究结果支持，具有非常乐观的研究和应用前景，肠道菌群结构的变化有望成为预测和评价宿主罹患 CRC 风险的指标，同时微生态制剂的使用，将为 CRC 的预防和治疗提供新的思路和途径。然而长期应用益生菌预防 CRC 发生是否有效，以及益生菌制剂的安全性等问题都有待进一步探讨。尽管益生菌的使用具有悠久的历史，但是鉴于益生菌可能的作用机制，使用益生菌仍有潜在风险，包括过度的免疫激活、有害的代谢活动、感染、致病菌的移位等。关于益生菌的安全性方面，更多的相关基础研究和临床调查有待进一步深入。

参考文献

1. Hullar MA, Burnett-Hartman AN, Lampe JW.Gut microbes, diet, and cancer. Cancer Treat Res, 2014, 159: 377-399.

2. Hold GL, Smith M, Grange C, et al.Role of the gut microbiota in inflammatory bowel disease pathogenesis: what have we learnt in the past 10 years?World J Gastroenterol, 2014, 20 (5): 1192-1210.

3. Candela M, Turroni S, Biagi E, et al.Inflammation and colorectal cancer, when microbiota-host mutualism breaks.World J Gastroenterol, 2014, 20 (4): 908-922.

4. Sears CL, Garrett WS.Microbes, microbiota, and colon cancer.Cell Host Microbe, 2014, 15 (3): 317-328.

5. Castellarin M, Warren RL, Freeman JD, et al.Fusobacterium nucleatum infection is prevalent in human colorectal carcinoma.Genome Res, 2012, 22 (2): 299-306.

6. Luan C, Xie L, Yang X, et al.Dysbiosis of fungal microbiota in the intestinal mucosa of patients with colorectal adenomas.Sci Rep, 2015, 5: 7980.

7. Russell WR, Gratz SW, Duncan SH, et al.High-protein, reduced-carbohydrate weight-loss diets promote metabolite profiles likely to be detrimental to colonic health. Am J Clin Nutr, 2011, 93 (5): 1062-1072.

8. Louis P, Hold GL, Flint HJ.The gut microbiota, bacterial metabolites and colorectal cancer.Nat Rev Microbiol, 2014, 12 (10): 661-672.

9. Alemán JO, Eusebi LH, Ricciardiello L, et al.Mechanisms of obesity-induced gastrointestinal neoplasia.Gastroenterology, 2014, 146 (2): 357-373.

10. Grivennikov SI, Wang K, Mucida D, et al.Adenoma-linked barrier defects and microbial products drive IL-23/IL-17-mediated tumour growth.Nature, 2012, 491 (7423): 254-358.

11. Abreu MT, Peek RM Jr.Gastrointestinal malignancy and the microbiome. Gastroenterology, 2014, 146 (6): 1534-1546.

12. Wang X, Yang Y, Moore DR, et al.4-hydroxy-2-nonenal mediates genotoxicity and bystander effects caused by Enterococcus faecalis-infected macrophages. Gastroenterology, 2012, 142 (3): 543-551.

13. Fung KY, Cosgrove L, Lockett T, et al.A review of the potential mechanisms for the lowering of colorectal oncogenesis by butyrate.Br J Nutr, 2012, 108 (5): 820-831.

14. Gallimore AM, Godkin A.Epithelial barriers, microbiota, and colorectal cancer.N Engl J Med, 2013, 368 (3): 282-284.

15. 杨静，朱元民，刘玉兰. 益生菌与结直肠癌发病的关系. 胃肠病学，2012，17（4）: 242-244.

（王春赛尔　整理）

家族性息肉病与结直肠癌

在全球范围内，遗传性 CRC 约占结直肠恶性肿瘤的 15%，其中多数分子遗传学机制尚不明确，家族性腺瘤样息肉病（FAP）和林奇综合征（Lynch syndrome，LS）是已知与 CRC 关系较为密切的遗传性疾病。

15. 息肉病与遗传性结直肠癌关系紧密，需要引起注意

（1）FAP：是一类常染色体显性遗传疾病，以结直肠广泛多发息肉为特征，若不进行干预，终身 CRC 患病风险超过 90%。FAP 患者 CRC 发病平均年龄低于散发性 CRC 患者，经典型 FAP 患者息肉多于儿童时期出现，95% 的患者 35 岁以前进展为腺瘤，40 ～ 50 岁最终出现癌变。

FAP 的致病基因是腺瘤性结肠息肉病（APC）位于 5 号染色体长臂 5q21 的抑癌基因，包含 15 个外显子，编码蛋白在 Wnt 信号通路 β-catenin 降解调解中发挥重要作用。经典型 FAP 患者

有 80% ～ 90% 存在种系 APC 基因突变，而在衰减型 APC 中这一比例仅为 10% ～ 30%。

目前已知有超过 300 种 APC 基因突变可以引起 FAP，多数基因突变导致蛋白结构缺失。最常见的为密码子 1309 的缺失突变，约 10% 的 FAP 患者存在此突变，其次为密码子 1061 突变，见于 5% 的患者中。突变分析发现，超过 60% 的 APC 突变发生于编码蛋白的中央区（密码子 1284 ～ 1580），即基因突变密集区，而此区域编码产物是下调 β-catenine 表达的重要结构域。

衰减型 FAP 是较为常见的家族性息肉病，发病率为 1/10 000 ～ 1/5000。临床表现较经典型 FAP 轻，且发病年龄相对较晚。主要表现为轻、中度结直肠腺瘤样息肉（20 ～ 100 个结直肠息肉），平均发现年龄为 44 岁。衰减型 FAP 患者 CRC 发病风险增加，且与息肉严重程度相关，癌变发生晚于经典型，多于腺瘤发生 10 ～ 15 年后出现，此型患者肠外肿瘤的发病风险无显著变化。

FAP 的临床表现与特定的基因突变间存在一定关联。经典型 FAP 基因突变常见于密码子 160 ～ 1393，位于密码子 1250 ～ 1464 的突变常造成广泛弥散的息肉（超过 1000 个结直肠息肉），而衰减型 FAP 突变多发生于编码基因的两端。有研究表明，某些特定的 APC 基因突变和 FAP 的肠外表现相关，如眼底病变、颅内肿瘤及甲状腺肿瘤。

（2）MUTYH 相关性息肉病：部分临床表现为衰减型 FAP 的患者，其症状也可由 *MUTYH* 基因突变引起。MUTYH 相关性息肉病（MUTYH-associated polyposis，MAP）是常染色体隐性遗传疾病，人群携带比例为 1% ~ 2%，等位基因突变在成活新生儿中占 1/40000 ~ 1/10000。MAP 患者癌变风险显著增加，50 岁前 CRC 发病风险为 19%，而 60 岁前为 43%，平均发病年龄为 48 岁。

致病基因 *MUTYH* 是一类碱基切除修复基因，位于 1 号染色体短臂 1p32-34，编码 DNA 糖基化酶，参与 DNA 损伤修复。在 DNA 复制过程中，位于核仁与线粒体中的 MUTYH 蛋白快速识别子链 DNA 核苷酸，切除子链 DNA 中与母链 G 错配的 A；如果 MUTYH 蛋白失活，则易导致复制过程中 G/C → A/T 的颠换。Altassan 团队发现无种系 APC 基因突变的家族性 CRC 患者，体细胞 APC 基因检测显示高频的 G/C → A/T 颠换，APC 基因无义突变或剪切位点突变，增加了 CRC 的发生风险。

（3）家族性息肉病癌变筛查：由于 FAP 患者息肉癌变风险较高，针对结直肠多发息肉患者的基因筛查及临床监测能有效降低腺瘤癌变风险，改善长期预后。推荐对一级亲属诊断为 FAP 或结直肠腺瘤 > 100 个的患者进行 APC 基因检测，即使无明确的基因诊断结果，也应从 10 ~ 15 岁开始每年行肠镜检查，50 岁后肠镜频率可降至 3 年 1 次。

虽然临床表现为轻、中度息肉的患者 *MUTYH* 突变基因携带比例仅为 1%，但 Jenkins 等指出单基因突变的患者 CRC 患病风险增加（*HR*=2.9，95%*CI* 1.2 ~ 7.0）。推荐对家族谱系符合常染色体隐性遗传无种系 APC 基因突变、多发腺瘤样息肉（> 10 个）的患者进行 *MUTYH* 基因突变检测。

16. 结直肠癌是林奇综合征基因突变携带者的主要临床结局，其预防仍依赖于定期结肠镜检查

LS 过去被称为遗传性非息肉病性结直肠癌（hereditary nonpolyposis colorectal cancer，HNPCC），是最常见的遗传性结直肠癌，占结直肠恶性肿瘤的 2% ～ 5%。LS 以早发的 CRC、子宫内膜癌、卵巢癌、胃肠及泌尿系肿瘤为特征，是一类错配修复基因（mismatch repair gene，*MMR*）或上皮细胞黏附分子（*EpCAM*）基因突变导致的常染色体显性遗传疾病。

致病基因 *MMR* 种系突变造成微卫星不稳定性，从而导致 MMR 蛋白功能缺失，影响 DNA 错配修复。目前已知致病基因 *MMR* 主要包括 *MLH1*、*MSH2*、*MSH6*、*PMS2*，其中 90% 的 LS 家系存在 *MLH1*、*MSH2* 基因突变。*EpCAM* 基因位于 *MSH2* 基因上游，其突变基因产物表达导致下游 *MSH2* 基因沉默，从而产生类似 LS 的临床表型。也有少部分临床表现为 LS 的家系与表观遗传学突变导致 *MLH1* 高甲基化相关。

CRC 是 LS 突变携带者的主要临床结局。患者 CRC 终身患病风险与突变致病基因相关，*MLH1*、*MSH2* 基因突变携带者 CRC 患病风险为 22% ～ 74%，*MSH6* 或 *PMS2* 突变携带者患病风险不足 22%。LS 患者结肠癌最初多发于脾曲，平均诊断年龄为 44 ～ 61 岁，早于散发型 CRC，41% 的患者初次诊断 CRC 后 20 年内再次新发 CRC。相比于衰减型 FAP 及 MAP 患者，LS 患者结直肠息肉及腺瘤发生率无明显增加，但腺瘤癌变的速率明显

快于散发型患者，通常这一过程不足 3 年。

（1）林奇综合征的筛查：目前 LS 家系的临床诊断及筛查主要依据阿姆斯特丹标准 Ⅱ 或改良版 Bethesda 标准，我国遗传性大肠癌协作组也提出了中国人 HNPCC 家系筛检标准，符合标准的家系应进行初步筛查。但在实际应用中，临床诊断及筛查标准敏感性受限，包括美国 CRC 多中心工作组在内的机构推荐对所有发病年龄＜ 70 岁或≥ 70 岁但有可疑 LS 家族史的 CRC 患者进行 LS 初步筛查，包括 *MLH1*、*MSH2*、*MSH6*、*PMS2* 基因产物的免疫组织化学检查及微卫星不稳定性检测。肿瘤细胞存在 *MLH1* 功能缺失的患者推荐进一步筛查 *BRAF* 基因（见于 15% 散发型结直肠癌患者，LS 患者无 *BRAF* 突变）突变和 *MLH1* 基因启动子甲基化水平。初步筛查高度提示 LS，推荐进行生殖系 *MMR* 基因及 *EpCAM* 基因突变筛查。

（2）LS 患者 CRC 监测及预防：由于 LS 患者 CRC 及其他肠外恶性肿瘤发生率会增加，且发病年龄较早，2015 年美国临床肿瘤学会推荐对 LS 突变携带者从 20 ～ 25 岁开始每 1 ～ 2 年行肠镜检查，若家族中存在 25 岁以前发病的患者，监测起始时间应比最早发病年龄提早 5 年。

针对 LS 患者癌变发生的化学预防目前尚无定论。McIlhatton 团队发现，释放一氧化氮型阿司匹林（NO-ASA）可成功抑制体外 *MLH1* 缺陷结肠癌细胞系微卫星不稳定性，Burn 团队的随机对照试验发现平均服用 29 个月、每天 600mg 阿司匹林未能明显降低癌变发生风险（*RR*=1.0，95%*CI* 0.7 ～ 1.4），但更长时间服用阿司匹林可能改善其作为 CRC 化学预防的效果。

LS 患者从化学预防中获益有限，因此预防 CRC 发生仍依赖于定期结肠镜检查。

17. 其他与结直肠癌发生相关的息肉病也应引起重视

（1）Gardner 综合征：Gardner 综合征是 FAP 的变异型，可能与 APC 致病基因特定突变相关，除遗传性结直肠息肉外，此型还伴有胃、小肠息肉及大量肠外表现，如下颌骨骨瘤、牙齿发育异常（多发性牙源性肿瘤）、皮肤软组织肿瘤（表皮样囊肿、硬纤维瘤、神经纤维瘤、皮脂瘤）。有限证据表明，Gardner 综合征 CRC 变发生风险为 100%。

目前尚无统一的 Gardner 综合征临床筛查方案，推荐对疑诊 Gardner 综合征患者进行肠外恶性肿瘤评估及遗传咨询。

（2）黑斑息肉病：黑斑息肉病又称 Peutz-Jeghers 综合征（Peutz-Jeghers syndrome，PJS），是由生殖系抑癌基因 *STK11* 突变造成的常染色体显性遗传疾病，患病人群占成活新生儿的 1/200000 ～ 1/50000。主要表现为皮肤黏膜特征性黑色素沉着及组织学特异的消化道错构瘤息肉，超过 95% 的 PJS 患者存在不同程度的皮肤黏膜色素沉着，主要位于口唇及颊黏膜，色素沉着多于婴儿期出现，随着年龄增长颜色逐渐消褪。研究表明，88% ～ 100% 的 PJS 患者存在消化道多发息肉，其中以空肠最为常见，50% ～ 64% 的患者存在结肠多发息肉。

PJS 患者肿瘤发生风险显著增加，20、40、60、70 岁时肿瘤发病率分别为 1%、19%、63%、81%，其中 CRC 终身患病率为 39%。但错构瘤息肉在癌变发生中的作用仍存在争议，有研究发现仅有错构瘤时，其癌变率不足 6‰。

目前推荐对 *STK11* 基因突变携带者进行常规结肠镜筛查，初始筛查应在 8 岁完成，存在多发息肉的患者应每 3 年行结肠镜评估，50 岁后频率增加至 1～2 年 / 次。

（3）Cronkhit-Canada 综 合 征（Cronkhit-Canada Syndrome, CCS）：是一类罕见的非遗传性错构瘤样息肉病，世界范围内仅有约 450 例病例报道。CCS 患者常伴有皮肤色素沉着、脱发、甲营养不良及腹痛、腹泻等消化道症状。此病常呈进行性加重，预后差，5 年内病死率高达 55%，死因多为门静脉血栓、感染及膜性肾小球肾炎。有研究观察到 CCS 患者消化道恶性肿瘤发生率增加，约 15% 的患者出现癌变，多为胃癌、CRC。

参考文献

1.Roy HK，Khandekar JD.APC gene testing for familial adenomatosis polyposis. JAMA，2012，308（5）：514-515.

2.Giardiello FM，Allen JI，Axilbund JE，et al.Guidelines on genetic evaluation and management of Lynch syndrome: a consensus statement by the US Multi-Society Task Force on colorectal cancer.Gastroenterology，2014，147（2）：502-526.

3.Parry S，Win AK，Parry B，et al.Metachronous colorectal cancer risk for mismatch repair gene mutation carriers: the advantage of more extensive colon surgery.

Gut, 2011, 60 (7): 950-957.

4.Win AK, Parry S, Parry B, et al.Risk of metachronous colon cancer following surgery for rectal cancer in mismatch repair gene mutation carriers.Ann Surg Oncol, 2013, 20 (6): 1829-1836.

5.Brosens LA, Offerhaus GJ, Giardiello FM.Hereditary Colorectal Cancer: Genetics and Screening.Surg Clin North Am, 2015, 95 (5): 1067-1080.

6.Stoffel EM, Mangu PB, Gruber SB, et al.Hereditary colorectal cancer syndromes: American Society of Clinical Oncology Clinical Practice Guideline endorsement of the familial risk-colorectal cancer: European Society for Medical Oncology Clinical Practice Guidelines.J Clin Oncol, 2015, 33 (2): 209-217.

7.Koh KJ, Park HN, Kim KA.Gardner syndrome associated with multiple osteomas, intestinal polyposis, and epidermoid cysts.Imaging Sci Dent, 2016, 46 (4): 267-272.

8.Syngal S, Brand RE, Church JM, et al.ACG clinical guideline: Genetic testing and management of hereditary gastrointestinal cancer syndromes.Am J Gastroenterol, 2015, 110 (2): 223-262; quiz 263.

9.Latchford AR, Phillips RK.Gastrointestinal polyps and cancer in Peutz-Jeghers syndrome: clinical aspects.Fam Cancer, 2011, 10 (3): 455-461.

10.Kronborg C, Mahar P, Howard A.Cronkhite-Canada syndrome: A rare disease presenting with dermatological and gastrointestinal manifestations.Australas J Dermatol, 2016, 57 (2): e69-71.

（阎鹏光　整理）

炎症性肠病癌变的分子机制

　　炎症性肠病（inflammatory bowel disease，IBD）是结直肠癌（CRC）发生的高危因素之一，有研究表明大约 20% 的 IBD 患者在发病后 10 年内发生 CRC，IBD 发生 CRC 的风险是正常人群的 2 ~ 4 倍，溃疡性结肠炎（ulcerative colitis，UC）和克罗恩病（Crohn disease，CD）发生 CRC 的风险无明显差异。炎症相关性结直肠癌（colitis-associated colorectal cancer，CAC）是长程 IBD 的严重并发症之一，虽然只占所有结直肠癌的 1% ~ 2%，但却占 IBD 患者死亡原因的 10% ~ 15%。CAC 与散发性结直肠癌的癌变机制有着明显的不同，二者之间最重要的不同是癌变起始因素的不同。IBD 是一种慢性炎症性病变，其癌变过程的启动一般认为与反复炎症刺激有关，其癌变与病程、炎症严重程度呈正相关。因此 IBD 的癌变模式为炎症–不典型增生（低度、高度）–癌变。慢性炎症导致肿瘤发生主要与各种炎症因子及其炎症相关途径有关。炎症因子通过对肿瘤基因、表观遗传学、各种信号通路的影响，在促进肠上皮细胞炎症反应的同时也促进了上皮细胞异型增生，促进了肿瘤的发生发展。

18. 炎症因子在溃疡性结肠炎的炎症发生及癌变过程中具有重要作用

大量研究显示，多种炎症因子如 TNF-α、IL-31、IL-6、IL-23 等通过核因子 -κB（NF-κB）及相关信号网络通路在溃疡性结肠炎的炎症发生及癌变过程中起重要作用。这些炎症因子可以导致基因突变、抑制凋亡、刺激血管生成和细胞增殖，同时也可以引起基因甲基化的改变，从而促进肿瘤的发生。

NF-κB 作为一种多向转录调节因子，在炎症因子和肿瘤形成之间起到重要的桥梁作用，同样也在 IBD 癌变过程中起着重要作用。超过 50% 的 UC 相关结肠癌中 NF-κB 通路异常表达，NF-κB 途径激活后通过增加细胞增殖、抑制凋亡发生、促进新生血管形成等促进肿瘤发生。Naugler 等认为，NF-κB 通过调节 Bcl2、Bcl-xl、cFLIP 基因的表达而抑制细胞的凋亡；Greten 研究发现，IKKβ 通过调节 NF-κB 的表达，促进肿瘤的发生，抑制 IKKβ 活性后可以明显抑制小鼠肿瘤的生长。肠道给予 NF-κB 反义寡核苷酸可以抑制肿瘤的发生。

在各种炎症因子中，TNF-α 在 UC 发病和癌变过程中的作用最为重要，在小鼠 UC 癌变模型中，缺乏 TNF-α 型受体 P55（TNFRp55）小鼠的结肠炎症表现、肿瘤发生率、肿瘤大小较野生型小鼠有明显下降，在野生型小鼠使用 TNF-α 拮抗药阻断 TNF-α 的表达后，也可以明显抑制肿瘤的发生。TNF-α 主要通过

NF-κB 信号通路发挥相关生物学作用。

IL-6 是一种作用在上皮细胞和免疫细胞的具有多功能调节作用的细胞因子，近来研究发现，在 UC 癌变患者和小鼠模型中均有 IL-6 水平的升高，IL-6 主要通过下游的核转录因子 Stat3 通路发挥作用，Stat3 与 NF-κB 均属于转录因子，其信号途径激活后可促进相关基因的表达，促使慢性炎症过程中细胞的异型增生，NF-κB 和 Stat3 均作为细胞因子及其相关炎症通路，他们之间也相互关联，形成网络调控机制。

除此之外，炎症因子还通过促进氧化应激促进 IBD 癌变的发生。炎症过程中，激活的炎症细胞（中性粒细胞、巨噬细胞等）会产生高水平的活性氧（reactive oxygen species，ROS），包括超氧自由基、羟自由基和过氧化氢等，是导致肿瘤发生的重要物质。因此可以说，氧化应激与炎症因子是紧密相关的。研究发现，氧化应激与 TNF-α、NF-κB 等之间存在紧密的相互作用。氧自由基可导致 DNA、RNA 合成异常，还可导致蛋白组装和 DNA 修复异常。氧化应激导致基因对的替换、缺失、插入，可引起基因改变、遗传不稳定性，从而产生各种生物学效应。引起的严重事件之一是 *p53* 突变，从而使 *p53* 突变在 IBD 癌变中成为早期事件，其还可以引起微卫星不稳定性、超甲基化。此外，氧自由基还可以激活产生自由基的基因，如一氧化氮合酶、COX-2 基因等，使炎症反应和癌变不断进展。在动物模型实验中发现，敲除 ROS 基因 *IEX-1* 后，可使炎症反应减轻，抑制 CRC 的发生。

19. 基因突变和微卫星不稳定、超甲基化、其他抑癌基因的变异等促进了结直肠癌的发生

散发性结肠癌的癌变机制中，最经典的是"基因突变-腺瘤-癌变"模式。在这个分子事件序列中，通常认为 *APC* 基因在早期发生突变，启动癌变发生，中期 *K-ras* 基因突变促进癌变，而到晚期 *p53* 发生突变，使病变进一步发展。同时，微卫星不稳定、超甲基化、其他抑癌基因的变异等机制也起着一定作用。而近年来对 UC 发生癌变的机制研究发现，UC 癌变过程中各种基因的改变与散发性结肠癌之间存在着一定差异。

（1）*p53* 基因：早在 1992 年 Burmer 等的研究就提出，与散发性结肠癌不同，*p53* 的突变可能是 IBD 癌变过程中的早期事件。在炎症、不典型增生上皮中，都可检测到 *p53* 突变，且它的变异率与 UC 导致的不典型增生程度相关。在非不典型增生的组织中 *p53* 缺失的发生率为 6%，在可疑不典型增生、低度不典型增生、高度不典型增生组织中其发生率分别为 9%、33%、63%，而在 50% ～ 85% 癌症组织中可以检测到 *p53* 变异。

（2）*APC* 基因：在 IBD 癌变发生发展中，*APC* 的改变比在散发性结肠癌发生发展中所起的作用要小，而且一般发生在癌变的晚期。研究显示，*APC* 基因突变在不到 14% 的不典型增生以及癌症中被发现。而在炎症、非不典型增生上皮中，没有发现异常。值得一提的是，在散发性结肠癌癌变过程中，*APC* 突变激活了 Wnt 信号途径，在肿瘤发生发展中起着相当重要的作用。近

来有关 Wnt 途径在 IBD 癌变过程中作用的研究较多，大多认为其是一个较早期的事件。β-catenin 的表达异常与不典型增生、恶变均有关，但在 IBD 癌变过程中，Wnt 途径的激活与 *APC* 基因突变相关性较小。

（3）*K-ras* 基因：在散发性结肠癌组织中，*K-ras* 突变率为 30% ~ 40%，与之相比，*K-ras* 突变在 IBD 癌变中的作用较小。在炎症上皮细胞、不典型增生、癌变标本中，*K-ras* 突变的检出率分别是 15%、23%、24%。

（4）微卫星不稳定：其在 UC 导致的结肠癌中发挥着重要的作用机制。有研究发现，UC 与特定错配修复基因 *hMLHl* 基因型之间有关系，超甲基化 *hMLH1* 启动子或缺失另一个错配修复基因 *hMSH2* 可以导致高微卫星不稳定。但微卫星不稳定在 UC 癌变中所发挥的作用仍存在一定争议。多项研究显示，微卫星不稳定在 UC 相关的不典型增生或癌组织中，检出率为 3.6% ~ 50.0%。但在正常黏膜组织或炎症组织中没有检出。由于检出率差别很大，因此对其作用产生的结论也不一，因为上述的实验大多规模较小。因此，有必要进行更大规模的研究或进行荟萃分析，有助于更好地理解微卫星不稳定在 UC 癌变中所起的作用。

20. 炎症反应和肿瘤发生过程中，STAT3 信号通路和 NF-κB 通路都发挥着重要的作用

（1）NF-κB 信号途径：NF-κB 家族是一组普遍存在的具有多项性转录调控作用的转录因子，家族中有 5 个成员：Rel（cRel）、 p65（RelA，NF-κB3）、RelB、p50/p105（NF-κB1）、p52/p100（NF-κB2）。其中最常见的作用形式是 p65 和 p50 组成的异源二聚体，正常情况下与其抑制因子 IκB 结合，处于抑制状态，位于细胞质内。在外界各种刺激因素作用下（如应激、病毒细菌、缺氧）激活 NF-κB，诱导表达促炎症因子、趋化因子、黏附分子、基质金属蛋白酶、COX-2、iNOS、Bcl-xL 的表达，从而促进炎症和肿瘤的发生、发展。

NF-κB 的活化有多条信号途径，包括经典途径和替代途径等。经典途径是指由细菌脂多糖和致炎细胞因子，如 IL-1β、TNF-α 触发，刺激因子产生的特异性物质与受体结合，信号传导至 IκB 激酶（IKK）复合物。IKK 复合物一旦激活，ser32 和 ser36 位的 IκBα 磷酸化，并通过 26S 蛋白酶体顺序降解，NF-κB 二聚体从 IκBα/p50/p65 复合物中解离，活化的 NF-κB 转移至细胞核中，与核内多种靶基因的启动子区结合，活化的 NF-κB 除可调节细胞因子（IL-1β、IL-2、IL-6、IL-8、IL-12、GM-CSF 和 TNF）、细胞黏附分子和抗原递呈细胞表面 MHC-II 协同刺激因子（CD80、CD86 和 CD40）的表达外，还可刺激 iNOS 和其自身抑制物 IκB 的表达。此经典途径作用短暂，活化的 NF-κB 能迅速与 IκB 基因启动子上的 NF-κB 结合位点结合，形成 IKBα/NF-κB 复合物转移到细胞质，使 NF-κB 失活。

NF-κB 信号途径的激活是肠道慢性炎症发病和癌变的一个重要因素。NF-κB 可上调肠黏膜中致炎细胞因子的表达，加重肠黏膜的炎症，引起上皮细胞的凋亡。已有细胞实验、动物实验发现，NF-κB p65 反义寡核苷酸不仅可以通过抑制肠道 NF-κB 的表达减少结肠炎症，也可抑制癌变的发生。超过 50% 的 UC 相关结肠癌中 NF-κB 通路异常表达，NF-κB 途径激活后通过增加细胞增殖、抑制凋亡发生，促进新生血管形成等，促进肿瘤发生。在 UC 相关结肠癌中，由 NF-κB 诱导产生的细胞因子能够促使 UC 相关 CRC 发生发展，而 NF-κB 在肠上皮细胞中的活动则能促进新产生的肿瘤细胞存活。

（2）IL-6/pSTAT3 信号途径：是信号转导子和转录激活子 3（signal tranducer and activator of transcription 3，STAT3）是信号传导子与转录激活子（STATs）信号传导通路家族的成员之一。目前发现 STATs 家族由 7 个成员组成。酪氨酸激酶 / 转录信号传导子与激活子（JAK/STATs）信号传导通路通过接受细胞外信号的刺激而激活，参与调控细胞生长、发育、凋亡等生理病理过程，是与肿瘤发生密切相关的重要信号转导通路之一。

IL-6/pSTAT3 信号传导通路的激活主要依靠 IL-6 与靶细胞表面 sIL-6R/IL-6 识别并结合，形成 sIL-6R/IL-6 复合物，进一步活化细胞膜表面的 gp130，gp130 受到刺激形成同源二聚体，激活与 gp130 相关联的酪氨酸激酶（JAK），使受体酪氨酸激酶活化，并与 STAT3 蛋白结合，这种激酶级联使 STAT3 磷酸化（p-STAT3）。STAT3 是重要的信号转导级联成分，STAT3 被激活后，通过对靶基因的调控，在炎症向肿瘤转变的过程中发挥着重要作用。p-STAT3 可以调控的靶基因编码的蛋白包括凋亡抑制剂 Bcl-xL、Bcl-2 和存活蛋白，以及细胞周期调节周期蛋白 D1/D2

和 c-Myc、VEGF。其表达产物可通过不同的途径和方式改变细胞的生长和分化程序，以渐进的方式最终诱变细胞的恶性转变，并在肿瘤的增殖、去分化、侵袭、转移中起重要作用。

IL-6 在 UC 相关结肠癌的晚期阶段能够促进结直肠癌细胞增生，阻断 IL-6 信号通路能够延缓肿瘤细胞的增生速度。IL-6 的致癌作用主要取决于 STAT3 的活化与否，消除 STAT3 在肠上皮细胞中的作用能有效抑制 UC 相关结肠癌的发生发展。目前已有很多细胞实验、动物实验证实，IL-6/pSTAT3 信号通路的激活在 UC 癌变的发生发展中起到了十分重要的作用。Sergei 等的研究发现，在 DSS 诱导的小鼠结肠炎模型中，IL-6-/- 小鼠的 cyclin D 表达明显降低，提示在 IL-6 缺乏时肿瘤的增生能力有显著下降；同时通过对 IL-6-/- 小鼠肠道可溶性产物的分析，发现 STAT3 活动也有明显减弱。Li 等检测了活动期 UC、UC 不典型增生和 UC 癌变患者的结肠上皮细胞中 IL-6 和 pSTAT3 的表达，发现 IL-6 和 pSTAT3 的表达明显升高，说明 IL-6/pSTAT3 信号通路的激活参与了 UC 癌变的过程。

细胞因子信号传导抑制蛋白 -3（suppressor of cytokines signaling 3，SOCS3）是 IL-6/pSTAT3 信号通路的靶基因编码的蛋白之一，属于细胞因子信号传导抑制蛋白家族（SOCS），是一类可以对多种细胞因子产生的信号转导过程，包括 JAK/STAT 信号通路进行负性调节的蛋白。SOCS3 具有抑制和阻断信号传导通路的作用，可以抑制 JAK 活性，同时可以受 IL-6 调控，通过反馈调节机制抑制 STAT3 的激活，从而对信号转导过程进行负性调节。目前已在 UC 癌变的动物模型中证实 SOCS3 的表达和活化均有下降。Li 等研究证实 SOCS3 在活动期 UC 患者结肠上皮细胞中表达上调，而在 UC 癌变患者中表达下降，说明在从炎症发展到癌变的过程中，SOCS3 的表达逐步下降。

研究表明，在炎症反应和肿瘤发生过程中 STAT3 信号通路和 NF-κB 通路都发挥着重要的作用，而且两条通路之间的关系密切。在炎症向癌转变的过程中，两者都受细胞外各种信号的刺激而持续激活，作为核转录因子调控涉及肿瘤增殖、凋亡、血管生成和浸润转移的靶基因的表达。一些炎症因子所编码的 NF-κB 的靶基因，最显著的是 IL-6，是重要的 STAT3 的激活因子。在肿瘤组织中，STAT3 可以直接作用于 NF-κB 家族成员 p65，使其滞留在细胞核内，打破其负反馈调节环路，从而有利于 NF-κB 的持续激活，促进慢性炎症向肿瘤的转变。

参考文献

1. 李景南. 炎症性肠病与结直肠癌. 中华内科杂志，2014，53（5）：351-353.

2.Wanderås MH，Moum BA，Høivik ML，et al.Predictive factors for a severe clinical course in ulcerative colitis: Results from population-based studies.World J Gastrointest Pharmacol Ther，2016，7（2）：235-241.

3.Jena G，Trivedi PP，Sandala B.Oxidative stress in ulcerative colitis: an old concept but a new concern.Free Radic Res，2012，46（11）：1339-1345.

4.Scarpa M，Scarpa M，Castagliuolo I，et al.Aberrant gene methylation in non-neoplastic mucosa as a predictive marker of ulcerative colitis-associated CRC.

Oncotarget，2016，7（9）：10322-10331.

5.Friis-Ottessen M，Burum-Auensen E，Schjølberg AR，et al.TP53/p53 alterations and Aurora A expression in progressor and non-progressor colectomies from patients with longstanding ulcerative colitis.Int J Mol Med，2015，35（1）：24-30.

6.Chen YY，Ma ZB，Xu HY，et al.IL-6/STAT3/SOCS3 signaling pathway playing a regulatory role in ulcerative colitis carcinogenesis.Int J Clin Exp Med，2015，8（8）：12009-12017.

7.Scarpa M，Castagliuolo I，Castoro C，et al.Inflammatory colonic carcinogenesis: a review on pathogenesis and immunosurveillance mechanisms in ulcerative colitis.World J Gastroenterol，2014，20（22）：6774-6785.

（李文彬　整理）

预防篇

与结直肠癌发生相关的饮食高危因素

结直肠癌是一种与生活方式密切相关的疾病，其中，饮食对其发生发展的影响超过 80%。已有的流行病学和实验室研究发现，牛奶、纤维素、谷类、钙离子等物质是结直肠癌发病的低危因素；酒精、红肉和加工肉类为高危因素；维生素 D、叶酸、水果和蔬菜等则可能是结直肠癌的保护因素。本章将主要介绍红肉、蔬果以及酒精对结直肠癌发生发展的影响。

21. 红肉及加工肉类与结直肠癌的发病可能相关

"红肉"指烹饪前呈现红色的哺乳动物的肉，例如猪肉、牛肉、羊肉等。加工肉类则是指经过腌制、熏制或发酵等方式加工过的肉类。目前认为，红肉和加工肉类（尤其是加工过的红肉）与结直肠癌的发生发展有很大关联，相较之下，食用鱼肉、鸡肉等"白肉"则不会增加结直肠癌的发病风险。

2015 年，国际癌症研究机构（IARC）组织相关研究人员，通过对大量流行病学研究进行统计和分析，明确指出红肉及加工肉类与结直肠癌的发病呈正相关。基于加工肉类和红肉与癌症的联系，尤其是基于它们与结直肠癌相关的充分证据，IARC 将加工肉类归为"Ⅰ类致癌物"，即"对人体具有明确致癌性的物质或混合物"；将红肉归为"ⅡA 类致癌物"，即"对人体致癌性较高的物质或混合物"。不同种类的红肉与结直肠癌发病风险的相关程度是有差别的。一项荟萃分析表明，食用牛肉或大量食用羊肉会增加罹患结直肠癌的风险，而食用猪肉与结直肠癌发病的关联则较弱。这种相关程度还受到地域的影响，譬如，在欧洲地区开展的相关研究中，食用牛肉可以显著增加结直肠癌发病风险，但亚洲地区的相关研究两者的关联较弱；反之，相比起欧洲，猪肉对结直肠癌发病的影响在亚洲要更明显一些。因此，在探讨红肉的致癌性时，应该具体到红肉的种类、地区及人种。对于亚洲人群而言，大部分研究显示红肉和加工肉类会促进结直肠癌的发生发展。我国一项荟萃分析综合了 1985—2012 年关于中国人结直肠癌发病危险因素的相关研究，其中涉及红肉的研究 11 篇，合并 OR 值 1.62，说明红肉是国人结直肠癌发病的危险因素；该荟萃分析还指出，除了红肉，烧烤食品、动物油、肥肉、腌制食品等均与国人结直肠癌的发生有关。

红肉和加工肉类中含有的某些物质与癌症有一定联系，包括亚铁血红素、N- 亚硝基化合物、杂环胺、多环芳香烃及 N- 羟乙酰神经氨酸等。红肉中含有大量的血红素，而大量摄入含铁血红素会增加结直肠癌的发生率，其机制可能是促进了脂质过氧化以及内源性 N- 亚硝基化合物的生成。同时，血红素在肠道内代谢时产生的细胞毒性也可能直接导致细胞死亡和恶变。N-羟乙酰神经氨酸是一种人体不能合成、广泛分布于动物细胞中的多糖，它在牛肉、羊肉、猪肉等红肉中的含量非常丰富，而在鸡肉、鱼肉等白肉中含量则较少。这类外源性多糖会引发人体免疫反应，进而导致慢性炎性损伤。在经过高温加热、油炸、烟熏等方式加工过的肉类中，杂环胺和多环芳香烃的含量显著增加。研究表明，杂环胺有致突变性，其对结直肠癌的发生有促进作用。在数百种多环芳香烃中，苯并（a）芘被 IARC 列为Ⅰ类致癌物，另有 3 种和 12 种多环芳香烃分别被列为ⅡA 和ⅡB 类致癌物。除此之外，部分人群喜欢食用非全熟的牛肉，此时一些耐热的、具有致癌性的牛病毒可能会造成结直肠的隐匿性感染，这也可能增加结直肠癌的发病风险。

值得注意的是，虽然流行病学研究指出红肉及加工肉类与结直肠癌的发病相关，但目前仍缺乏严谨的动物实验和人体量效关系实验来证明两者之间有直接关系。红肉中具有丰富的蛋白、维生素和矿物质，是人体重要的膳食营养源，而肉、奶、蛋制品中富含的维生素 B_{12}、硒元素等物质，亦是可能的结直肠癌保护因素。因此合理摄入适量的肉类是有必要的，但究竟何种摄入量为"合理"，何种摄入量可能致癌，仍有待进一步研究。

22. 蔬菜与水果对结直肠癌的发生有预防作用

蔬菜与水果是否能降低结直肠癌的发病率？大量流行病学研究曾探讨过这个问题，然而它们的结论并不十分一致。2011 年的一篇荟萃分析综合相关研究后发现，蔬菜与水果的摄入与结直肠癌发病率之间的量-效关系可能不是线性的，因为在非线性模型中，随着蔬菜与水果摄入量的增加，结直肠癌发病率显著降低。这说明蔬菜与水果是结直肠癌发生发展的保护因素。上述结论对于亚洲人群同样适用：适量摄入蔬菜、水果（包括绿叶蔬菜、十字花科蔬菜、豆类及豆制品等）以及蔬菜与水果中富含的营养物质（包括维生素 C、维生素 E、番茄红素、α 胡萝卜素、β 胡萝卜素和叶酸等）均有可能帮助预防结直肠癌的发生。我国一项纳入了 19 家医院 4000 多名患者的多中心病例对照研究指出，规律摄入蔬菜可降低国人结直肠腺瘤和结直肠癌的发病风险。然而需要注意的是，蔬菜与水果对结直肠癌的影响与它们的种类有关。在上海、青岛、广州等地开展的数项流行病学研究发现，某些种类的蔬菜与水果对结直肠癌的发病有影响，然而另外一些种类的蔬菜与水果则与其没有关联。在广州开展的病例对照研究更指出，蔬菜与水果对结直肠癌的影响与它们的颜色有关，其中，橙色 / 黄色（如哈密瓜、胡萝卜）、红色 / 紫色（如柑橘、西红柿、葡萄）以及白色（如苹果、香蕉、菌类）的蔬菜与水果可以降低结直肠癌发病的风险，而绿色的蔬菜与水果（如绿叶蔬菜、莴苣）则与结直肠癌的发生发展没有显著的相关性，这可能取决于不同颜色蔬菜与水果中含有的不同物质。

一系列体外实验和动物实验发现，蔬菜与水果中富含的一些化学物质可以作用于细胞内的多个信号通路并影响基因的表达，进而抑制炎症反应，启动正常细胞内的保护机制并促进癌细胞或异常肠道细胞的凋亡，从而对结直肠癌的发生发展有预防和延缓的作用。这些物质包括姜黄素（提取自姜黄的根茎）、白藜芦醇（富含于浆果、葡萄和花生等食物中）、植物多糖（如苹果多糖和蘑菇葡聚糖）、皂苷和槲皮素等；其中，姜黄素和白藜芦醇的作用已经在大量的临床试验中得到肯定，其作为口服药物的生物安全性也在逐步被证实。个别流行病学研究发现黄烷 -3- 醇、表儿茶素、原花青素及植物雌激素等类黄酮有可能减少结直肠癌的发生，但这些发现仍需大量研究进一步证实。除了上述化学物质之外，蔬菜与水果中富含的纤维素也可能起到一定程度的作用。纤维素有助于增加粪块体积，减少粪便在结肠中的滞留时间，降低肠道中可能的致癌物的浓度。我国近年的两项病例对照研究均指出，膳食纤维可以有效预防结直肠癌的发生。

23. 饮酒是结直肠癌发病的高危因素，两者间存在明确的量效相关性

酒精饮料及其主要成分乙醇均被 IARC 归为" I 类致癌物"，多种癌症，包括口咽癌、喉癌、食管癌、肝癌、结直肠癌及女性乳腺癌的发生发展均与饮酒有不同程度的联系。饮酒是结直肠癌发病的高危因素，两者间存在明确的量效相关性：酒精摄入量越大，结直肠癌发病率越高。大量饮酒（指摄入乙醇 > 50 g/d）可显著增加结直肠癌发病风险；然而中量（指摄入乙醇 12.6 ～ 49.9g/d）和少量饮酒（指摄入乙醇 ≤ 12.5g/d）的影响却存在争议：有的研究指出，即使 10g/d 的酒精摄入量也增加发

病率，但另外一些研究却发现，中、小剂量的酒精摄入与结直肠癌无关，甚至是它的保护因素。这可能与地区、人种、酒的种类、人体内基因修复的多态性和酒精代谢相关酶的多态性等诸多因素相关。除了结直肠癌，一项荟萃分析还发现饮酒会增加结直肠腺瘤的发病率，且饮酒量越大、腺瘤的发病风险越高。流行病学研究指出，饮酒是中国人结直肠癌发病的独立危险因素。根据WHO 发布的《2014 年酒精与健康全球状况报告》，中国人均酒精摄入量为 6.7 升 / 年（相当于 14.6g/d）。遗憾的是，部分人似乎对酒精的危害程度认识不足，因此，通过宣教和适当的干预手段减少人们的饮酒量对于结直肠癌的预防是非常必要的。

酒精可能通过如下机制影响结直肠癌的发生发展：其一，乙醇在肠道中经微生物代谢转化为乙醛，乙醛对肠黏膜造成损害，可能增加癌变的风险；其二，乙醇可能导致结直肠黏膜的过度增生；其三，乙醇还可能与肠道中的其他致癌物发生相互作用，进而促进肠黏膜上皮的损伤与恶变。

参考文献

1.Song M，Garrett WS，Chan AT.Nutrients，foods，and colorectal cancer prevention.Gastroenterology，2015，148（6）：1244-1260.

2. Bouvard V，Loomis D，Guyton KZ，et al.Carcinogenicity of consumption of red and processed meat.Lancet Oncol，2015，16（16）：1599-1600.

3. Carr PR，Walter V，Brenner H，et al. Meat subtypes and their association with colorectal cancer: Systematic review and meta-analysis.Int J Cancer，2016，138（2）：

293-302.

4. Azeem S，Gillani SW，Siddiqui A，et al.Diet and Colorectal Cancer Risk in Asia--a Systematic Review.Asian Pac J Cancer Prev，2015，16（13）：5389-5396.

5. 邵红梅，冯瑞，朱红，等 . 中国人群结直肠癌危险因素的 Meta 分析 . 中国慢性病预防与控制，2014，22（2）：174-177.

6. Jeyakumar A，Dissabandara L，Gopalan V.A critical overview on the biological and molecular features of red and processed meat in colorectal carcinogenesis.J Gastroenterol，2016. [Epub ahead of print]

7. zur Hausen H.Red meat consumption and cancer: reasons to suspect involvement of bovine infectious factors in colorectal cancer.Int J Cancer，2012，130（11）：2475-2483.

8. Aune D，Lau R，Chan DS，et al.Nonlinear reduction in risk for colorectal cancer by fruit and vegetable intake based on meta-analysis of prospective studies. Gastroenterology，2011，141（1）：106-118.

9. Qin M，Ma LQ，Tan J，et al. Risk factors for colorectal neoplasms based on colonoscopy and pathological diagnoses of Chinese citizens: a multicenter，case-control study.Int J Colorectal Dis，2015，30（3）：353-361.

10. Vogtmann E，Xiang YB，Li HL，et al.Cruciferous vegetables，glutathione S-transferase polymorphisms，and the risk of colorectal cancer among Chinese men.Ann Epidemiol，2014，24（1）：44-49.

11. Zhu B，Zou L，Qi L，et al.Allium vegetables and garlic supplements do not reduce risk of colorectal cancer，based on meta-analysis of prospective studies.Clin Gastroenterol Hepatol，2014，12（12）：1991-2001.

12. Luo WP，Fang YJ，Lu MS，et al.High consumption of vegetable and fruit colour groups is inversely associated with the risk of colorectal cancer: a case-control study.Br J Nutr，2015，113（7）：1129-1138.

13. Li YH，Niu YB，Sun Y，et al.Role of phytochemicals in colorectal cancer prevention.World J Gastroenterol，2015，21（31）：9262-9272.

14.Jin H，Leng Q，Li C.Dietary flavonoid for preventing colorectal neoplasms. Cochrane Database Syst Rev，2012，（8）：CD009350.

15. Song Y，Liu M，Yang FG，et al.Dietary fibre and the risk of colorectal cancer: a case- control study.Asian Pac J Cancer Prev，2015，16（9）：3747-3752.

16. Zhong X，Fang YJ，Pan ZZ，et al.Dietary fiber and fiber fraction intakes and colorectal cancer risk in Chinese adults.Nutr Cancer，2014，66（3）：351-361.

17. Fedirko V，Tramacere I，Bagnardi V，et al.Alcohol drinking and colorectal cancer risk: an overall and dose-response meta-analysis of published studies.Ann Oncol，2011，22（9）：1958-1972.

18. Jayasekara H，MacInnis RJ，Room R，et al.Long-Term Alcohol Consumption and Breast，Upper Aero-Digestive Tract and Colorectal Cancer Risk: A Systematic Review and Meta-Analysis.Alcohol Alcohol，2016，51（3）：315-330.

19. Klarich DS，Brasser SM，Hong MY.Moderate Alcohol Consumption and Colorectal Cancer Risk.Alcohol Clin Exp Res，2015，39（8）：1280-1291.

20. Zhu JZ，Wang YM，Zhou QY，et al.Systematic review with meta-analysis: alcohol consumption and the risk of colorectal adenoma.Aliment Pharmacol Ther，2014，40（4）：325-337.

（王春赛尔　李映荷　整理）

与结直肠癌发生相关的生活习惯

结直肠癌是常见的严重危害人类健康的消化道恶性肿瘤之一。据全球结直肠癌发病资料统计结果显示，我国结直肠癌发病率为 13.29/10 万，属于结直肠癌的低发区。但是近些年来，随着人民生活水平的不断提高，结直肠癌的发病率和死亡率也逐渐呈上升的趋势。结直肠癌的发生发展与健康行为有一定的关联。研究表明，吸烟、缺乏运动、糖尿病、肥胖均为结直肠癌发生的危险因素，因此，平时注重健康的生活习惯对于预防结直肠癌发生具有非常重要的意义。

24. 吸烟是结直肠癌发病的明确危险因素，但其发病机制尚不明确

大规模的流行病学调查显示，吸烟人群与非吸烟人群相比，发生结直肠腺瘤的风险增加 2 ～ 5 倍，吸烟是结直肠腺瘤发病的独立危险因素（$OR=1.31$，$95\%CI$ $1.04 \sim 1.58$）。同时荟萃分析表明，与不吸烟者相比，有吸烟史的人群结直肠癌发病的相对危

险度为 1.18（95%*CI* 1.11 ～ 1.25），吸烟者较不吸烟者每 10 000 人中结直肠癌发病例数多 10.8 例（95%*CI* 7.9 ～ 13.6）。吸烟量每增加 10 支 / 天可使结直肠癌风险升高 7.8%，吸烟量每增加 10 年包（年包：数值＝吸烟量 × 吸烟年数）可使结直肠癌风险升高 4.4%。吸烟史超过 10 年的人群，结直肠癌发生风险随吸烟史的延长而有升高的趋势。吸烟与结直肠癌发生部位的相关性研究结果不尽相同，但大部分研究提示吸烟与直肠癌风险的相关性要强于与结肠癌。而在结肠癌中，吸烟与远端结肠癌的相关性更为显著。关于不同性别人群吸烟与结直肠癌发病风险的相关性有待进一步商榷，但已有研究表明，吸烟与结直肠癌风险的相关性在男性人群中更为显著。吸烟同样影响结直肠癌患者的死亡率，研究表明，与不吸烟的结直肠癌患者相比，现行吸烟的结直肠癌患者死亡风险升高 1.26 倍，既往吸烟的患者死亡率升高 1.11 倍。

吸烟引起结直肠癌的发病机制尚不明确，目前认为烟草燃烧产生的致癌物质如多环芳烃等可损伤结肠上皮细胞 DNA，形成 DNA 加合物而影响染色体的稳定性，而尼古丁可增加 DNA 甲基转移酶的表达，引起 CpG 岛和错配修复基因高甲基化，从而促进结直肠癌的形成。同时，吸烟具有免疫抑制作用，可影响宿主的先天免疫，如损伤巨噬细胞、中性粒细胞、淋巴细胞、自然杀伤细胞、树突细胞等免疫细胞的结构和功能，使肿瘤细胞逃避免疫监视。另有研究发现，吸烟可延长健康男性的结肠传输时间，推测此作用可能通过增加致癌物质与肠道接触的时间而促进结直肠癌的发生。

25. 适量运动可降低结直肠癌的发病风险

适当的运动可在一定程度上降低结肠肿瘤的发病风险。Song 等研究发现，每周进行至少 4 小时运动可以显著降低结直肠腺瘤的发病风险（OR=0.56，95%CI 0.40 ～ 0.79，P=0.001）。EPIC 等研究中已明确提示，体力活动可显著降低结肠癌风险。19 项队列研究的荟萃分析发现，职业性或娱乐性的体力活动均降低结肠癌风险（职业性活动：RR=0.79，95%CI 0.72 ～ 0.87；娱乐性活动：RR=0.78，95%CI 0.68 ～ 0.91）。对 52 项队列或病例对照研究的综合分析发现，活动量最高组人群与对照组人群相比，结肠癌发病的相对危险度为 0.76（95%CI 0.72 ～ 0.81），且这种负相关性在队列研究中更为明确（RR=0.69，95%CI 0.65 ～ 0.74）。另一项荟萃分析提示，活动量最高组与对照组相比，近端结肠癌相对风险值为 0.76（95%CI 0.70 ～ 0.83），远端结肠癌相对风险值为 0.77（95%CI 0.71 ～ 0.83）。对 126 项研究进行了综合分析，明确了世界卫生组织推荐的每日运动量可使结肠癌的风险降低 7% 左右，而活动量超过推荐量两倍以上则出现饱和效应，提示适量的运动可有效降低结肠癌风险。

对于适量运动对结直肠癌发病的保护作用的具体机制尚不明确，推测其可能在于人体运动时增加胃肠道蠕动，从而减少肠黏膜暴露于致癌物的时间。此外，经常运动的人有更多的机会接触阳光，体内维生素 D 的水平更高，而研究表明钙和维生素 D 有助于减少结直肠腺瘤的形成。

26. 糖尿病和肥胖与结直肠癌发病的关系紧密

（1）糖尿病：糖尿病目前被认为是许多组织器官肿瘤发生的高危因素，包括肝癌、胰腺癌、子宫内膜癌、乳腺癌、结直肠癌等。Kanadiya 等回顾分析了 2008—2009 年 3465 例接受结肠镜检查的患者，发现 2 型糖尿病患者发生结直肠腺瘤的风险增加了（OR=1.35，95% CI 1.08 ~ 1.70，P=0.009）。我国一项大规模的病例对照研究中发现，糖尿病患者患结直肠癌的危险度是非糖尿病患者的 1.72 倍，有糖尿病家族史者患结直肠癌的危险度也明显增加（OR=1.64）。

目前有 2 种理论解释了糖尿病增加结直肠癌发病风险的原因：其中一种理论认为，胰岛素样生长因子（IGF-1）以及高胰岛素血症可促进结肠上皮细胞增生。而在 2 型糖尿病患者中，由于存在外周胰岛素抵抗，更容易在疾病早期出现高胰岛素血症。另外一种理论认为 2 型糖尿病患者胰高血糖素样肽 -1（GLP-1）的减少导致了原癌基因（如 c-Myc）的表达增加，从而引起结肠细胞增殖。

（2）肥胖：近些年，在世界范围内肥胖的发病率正在以惊人的速度增加。发达国家的肥胖患病率高于发展中国家，而在发展中国家，由于人们的生活方式越来越西方化，所以肥胖的发病率也在逐步上升。国际上衡量肥胖的标准很多，如体重指数（BMI）、腰臀比（WHR）、腰围等，常用的研究标准是 BMI。BMI 在 25 ~ 30kg/m^2 定义为超重，＞ 30kg/ m^2 为肥胖。越来越多的研究证实肥胖与结直肠癌的发病相关。EPIC 研究结果发现，20 ～ 50 岁年龄组的成人，每年体重每增加 1kg 其结肠癌的发病风险提高 60%。队列研究的荟萃分析发现，肥胖者结直肠癌风险较对照组结直肠癌风险显著升高（男性：RR=1.37，95%CI 1.21 ～ 1.56；女性：RR=1.07，95%CI 0.97 ～ 1.18）。该项研究还进一步发现，腰围与结直肠癌的发病密切相关（结肠癌：男性 RR=1.68，95%CI 1.36 ～ 2.08；女性 RR=1.48，95%CI 1.19 ～ 1.84；直肠癌：男性 RR=1.26，95%CI 0.90 ～ 1.77；女性 RR=1.23，95%CI 0.81 ～ 1.86）。Mar 等对 41 项涉及 BMI 和 13 项涉及中心型肥胖的研究进行了分析，发现肥胖者结直肠癌发病风险是 BMI 正常者的 1.334 倍（95%CI 1.253 ～ 1.420），腰围长度最长的 1/4 人群结直肠癌风险是腰围最短的 1/4 人群的 1.455 倍（95%CI 1.327 ～ 1.596）。一项来自日本的研究显示，肥胖与结直肠癌发病的正相关是多地区、多种族的普遍现象。Ashktorab 等在一项纳入 923 例个体的研究中发现，BMI ≥ 25kg/m^2 的患者发生结直肠腺瘤（OR=1.81，95%CI 1.24 ～ 2.62）的风险明显增高。由于结直肠腺瘤是结直肠癌的高危因素，因此提示肥胖可能参与了腺瘤向癌演变的全程。

关于肥胖增加结直肠癌发病风险的具体机制尚不明确。目前可能的机制包括胰岛素和胰岛素样生长因子（IGF-1）信号通路、脂肪因子分泌、慢性炎症、代谢综合征、肠道菌群等的相互影响，尚需更多的研究以进一步证实。

中国医学临床百家

参考文献

1. Wang FW，Hsu PI，Chuang HY，et al.Prevalence and risk factors of asymptomatic colorectal polyps in taiwan.Gastroenterol Res Pract，2014，2014：985205.

2. Cheng J，Chen Y，Wang X，et al.Meta-analysis of prospective cohort studies of cigarette smoking and the incidence of colon and rectal cancers.Eur J Cancer Prev，2015，24（1）：6-15.

3. Walter V，Jansen L，Hoffmeister M，et al.Smoking and survival of colorectal cancer patients: systematic review and meta-analysis.Ann Oncol，2014，25（8）：1517-1525.

4. Song JH，Kim YS，Yang SY，et al.Physical activity and other lifestyle factors in relation to the prevalence of colorectal adenoma: a colonoscopy-based study in asymptomatic Koreans.Cancer Causes Control，2013，24（9）：1717-1726.

5. Robsahm TE，Aagnes B，Hjartåker A，et al.Body mass index，physical activity，and colorectal cancer by anatomical subsites: a systematic review and meta-analysis of cohort studies.Eur J Cancer Prev，2013，22（6）：492-505.

6. Liu L，Shi Y，Li T，et al.Leisure time physical activity and cancer risk: evaluation of the WHO's recommendation based on 126 high-quality epidemiological studies.Br J Sports Med，2016，50（6）：372-378.

7. Kanadiya MK，Gohel TD，Sanaka MR，et al.Relationship between type-2 diabetes and use of metformin with risk of colorectal adenoma in an American population receiving colonoscopy.J Diabetes Complications，2013，27（5）：463-466.

8. Laiyemo AO.The risk of colonic adenomas and colonic cancer in obesity.Best

Pract Res Clin Gastroenterol, 2014, 28 (4): 655-663.

9. Aleksandrova K, Pischon T, Buijsse B, et al.Adult weight change and risk of colorectal cancer in the European Prospective Investigation into Cancer and Nutrition.Eur J Cancer, 2013, 49 (16): 3526-3536.

10. Ma Y, Yang Y, Wang F, et al.Obesity and risk of colorectal cancer: a systematic review of prospective studies.PLoS One, 2013, 8 (1): e53916.

11. Matsuo K, Mizoue T, Tanaka K, et al.Association between body mass index and the colorectal cancer risk in Japan: pooled analysis of population-based cohort studies in Japan.Ann Oncol, 2012, 23 (2): 479-490.

12. Ashktorab H, Paydar M, Yazdi S, et al.BMI and the risk of colorectal adenoma in African-Americans.Obesity (Silver Spring), 2014, 22 (5): 1387-1391.

（王春赛尔　李映荷　整理）

结直肠癌变的化学预防

结直肠癌早期诊断和治疗已经取得显著进展，但仍有许多结直肠癌诊断时已是中晚期，预后不佳，因此早期诊断及预防愈显重要。近年化学预防逐渐成为结直肠癌的研究热点之一。化学预防是通过用天然或人工合成的化合物来预防、抑制或逆转恶性肿瘤的发展，是肿瘤预防的研究热点。有研究表明，阿司匹林、钙剂、维生素 D、叶酸、益生菌等有可能成为有希望的化学预防剂，但目前仍缺乏公认的结直肠癌化学预防方案。

27. 非甾体类抗炎药物在结直肠癌中有预防作用，但还需考虑基因环境

（1）阿司匹林：阿司匹林是目前在非甾体类抗炎药（NSAIDs）药物预防结直肠癌中研究历史最长、相关证据最多的药物。大量流行病学研究表明，阿司匹林在结直肠癌中有预防作用。2015年的一项荟萃分析研究了 10 项队列研究和病例对照研究，结论是阿司匹林的应用降低了 29% 的结直肠癌发病率（$OR=0.71$，

95%CI 0.66 ～ 0.77）。丹麦的一项研究表明，连续低剂量服用阿司匹林超过 5 年的患者中，结直肠癌发病风险降低 27%（OR=0.73，95%CI 0.54 ～ 0.99）。

以结直肠癌为终点的 RCT 研究多数没有阳性结果，除了在遗传性非息肉性结直肠癌（Lynch 综合征）患者中，阿司匹林降低了结直肠癌发病风险。例如 Physicians' Health Study 进行的试验组隔日服 325mg 阿司匹林，包含 22 071 名男性医师，随访 12 年的 RCT 研究；Women's Health Study 进行的隔日服 100mg 阿司匹林，随访 10 年的 RCT 研究，均发现试验组与安慰剂对照组的结直肠癌发病率无显著差异。

以腺瘤或腺癌为终点的 RCT 研究则有力地支持阿司匹林的预防效果。此前多项临床试验报道阿司匹林降低了散发性结直肠癌高危患者中腺瘤的复发风险，其中英国诺丁汉大学研究表明，规律服用阿司匹林可降低结直肠腺瘤再发率 21%，使进展性腺瘤再发率降低 37%。高剂量效果更为确切：6 ～ 14 片（325mg/ 片）/ 周的阿司匹林 RR 为 0.68（95%CI 0.55 ～ 0.84），而 > 14 片 / 周的阿司匹林 RR 为 0.57（95%CI 0.42 ～ 0.77）。规律服用时间持续 3 ～ 10 年可明显降低一般危险度人群的结直肠腺瘤的发生率。在家族性腺瘤性息肉病中，则有研究表明青年患者使用 600mg 阿司匹林干预 1 年后，直肠和乙状结肠息肉虽然数量无显著差异，但直径缩小（阿司匹林组 3.0mm，安慰剂对照组 6.0mm，P=0.02）。近期日本学者针对肠镜下摘除腺瘤（或腺癌）的患者，以 100mg 阿司匹林干预（751±67）天（完成试验者 152 例）。

阿司匹林组和安慰剂对照组再发肿瘤者分别为 36.8% *vs.* 45.9%。此外，服用阿司匹林但同时有吸烟嗜好者肿瘤再发增加至对照组的 3.45 倍，而不吸烟者则肿瘤再发则减少至对照组的 37%。

长期服用阿司匹林的风险主要是胃肠道出血，多数研究认为该风险与剂量相关。2012 年一项针对 RCT 研究的荟萃分析发现，阿司匹林相关的、非脑出血的出血事件与长期（≥ 3 年）、低剂量（< 300mg）服用阿司匹林无关。低剂量 50 ～ 160mg/d 更为安全，而少数研究则表明高剂量 300 ～ 325mg/d 效果更为理想，长期服用阿司匹林预防结直肠癌的最佳剂量目前仍存在争议。

综上所述，阿司匹林摄入对结直肠癌有预防作用，但尚无大量研究阐明其使用剂量、年限、起始年龄，考虑到阿司匹林潜在的消化性溃疡和心血管不良事件风险，目前并不推荐将阿司匹林用于一般人群结直肠腺瘤初发的预防。

（2）COX2 抑制剂：COX2 抑制剂在预防结直肠癌中的作用也值得关注。塞来昔布预防腺瘤的 APC 研究、预防结直肠散发腺瘤性息肉的 PreSAP 研究和罗非昔布预防腺瘤性息肉的 APPROVe 研究均为大样本随机对照研究，明确提出塞来昔布和罗非昔布可明显降低散发性结肠腺瘤患者腺瘤的再发率。COX2 抑制剂塞来昔布已被美 FDA 批准用于预防家族性腺瘤性息肉病。罗非昔布每日 25mg 也可减少家族性腺瘤性息肉病发病。但两者尤其是罗非昔布具有明显的心血管毒性。对于一般危险度的人群来说，并非合适的预防方法。

（3）NSAIDs 药物的个体差异：一篇发表于 JAMA 的研究

表明，携带不同基因的人群中，NSAIDs 药物对结直肠癌发病的作用不一致。该研究中结果最为显著的是 SNP 位点 rs2965667，该位点上占 96% 的 *TT* 基因型表现为 NSAIDs 药物可预防结直肠癌发病（*OR*=0.66，95%*CI* 0.61 ～ 0.70），而其他基因型中 NSAIDs 药物反而表现为结直肠癌发病的危险因素（*OR*=1.89，95%*CI* 1.27 ～ 2.81）。与此类似，另一项研究发现 *IκBKβ* 基因上的 rs6474387（C ＞ T intron 20）和 rs11986055（A ＞ C intron 2）表现为 NSAIDs 药物的使用者结直肠癌发病率低，*NFκB1* 基因上的 rs230490 [G ＞ A 5'（outside UTR）] 和 rs997476 [C ＞ A 3'（outside UTR）] 表现为 NSAIDs 药物的使用者结直肠癌发病率高。这提示 NSAIDs 药物在预防结直肠癌中的应用中还需考虑基因环境，相关领域仍需进一步研究，这为阿司匹林的个体化使用提供了进一步的指导。

28. 钙剂与结直肠腺瘤发病的关系仍需进一步 RCT 证据支持

长期以来钙被认为是结直肠腺瘤和结直肠癌的保护因素。McCullough 等在 1992 年起 5 年内随访 60 866 名男性及 66 883 名女性，发现钙的摄入量与低结直肠癌发病率相关（*RR*=0.87，95%*CI* 0.67 ～ 1.12，*P*=0.02）。Flood 等对 45354 名女性的研究有类似结论，且进一步发现保护作用与摄入剂量相关。在临床应用方面，一项包含多个队列的荟萃分析提示，不论是总钙摄入量增加（*RR*=0.92，95%*CI* 0.89 ～ 0.95）还是额外补充摄入量增加

（*RR*=0.91，95%*CI* 0.86 ～ 0.98），钙的摄入增加都能减少结直肠腺瘤的发生（*RR*=0.80，95%*CI* 0.62 ～ 1.03）。但是至今尚无优质 RCT 研究评估钙剂的补充与结直肠腺瘤发病的关系，其仍需进一步的 RCT 证据支持。

29. 增加维生素 D 摄入能降低结直肠癌发病，但尚无确切研究证明结果

维生素 D 与结直肠癌的负相关性在流行病学研究、人体内观察性研究和动物试验中都得到了证实。通过游离骨化三醇 [1, 25-dihydroxyvitamin D3，（1, 25-D3），维生素 D 最具生物活性的形态] 对基因转录的调控，维生素 D 参与调节细胞增殖、细胞分化、细胞凋亡、DNA 修复、炎症和免疫等多个环节，进而在结肠癌的发生和进展中都起抑制作用。即使在小鼠健康结肠细胞中，亦能观察到骨化三醇的抑癌作用。血浆 25（OH）D 水平常作为体内维生素 D 水平的检测指标，结肠息肉和结肠癌患者中可发现血浆 25（OH）D 浓度降低。还有研究发现，确认结直肠癌的患者中血浆 25（OH）D 浓度高时预后较好。

有研究表明，增加维生素 D 摄入能降低结直肠腺瘤发病率（*RR*=0.79，95%*CI* 0.63 ～ 0.99，*P*=0.07），且对远端结肠腺瘤的预防作用尤为显著（RR=0.67，95%*CI* 0.52 ～ 0.87，*P*=0.004）。

尚无确切研究证明维生素 D 的摄入增加能否降低结直肠癌的发病。一项以结直肠癌相关死亡为终点的 RCT 研究提示，维生素 D 的摄入降低了结直肠癌的相关性死亡（总人数 2686 例，

试验组与安慰剂对照组结直肠癌相关性死亡例数分别为 7 例和 11 例）；另一项 RCT 研究来自 Women's Health Initiative，试验并未得出阳性结果，可能是因为试验组摄入维生素 D 剂量过低（400IU），血浆 25（OH）D 浓度上升少。

30. 叶酸可以预防原发腺瘤的生成，但不一定预防腺瘤再发或复发

叶酸作为结直肠癌化学预防药物应用于一般风险人群，主要由我国的一项研究提出。该研究发表于 2013 年，是一项前瞻性随机对照多中心临床干预试验，其将 960 例大于 50 岁、肠镜排除了新生物且血浆叶酸水平不超出 20ng/ml 者随机分组，叶酸组以 1mg/d 叶酸干预 3 年，而对照组仅用其他维生素。该研究发现，基础血浆叶酸水平较低者罹患结直肠腺瘤的风险较高。叶酸干预 3 年可减少散发性结直肠腺瘤（$RR=0.49$，$95\%CI\ 0.37 \sim 0.63$，$P < 0.01$），尤其是进展性结直肠腺瘤（$RR=0.36$，$95\%CI\ 0.16 \sim 0.81$，$P=0.01$）的发生。基础叶酸值低于 4.27ng/ml 者，补充叶酸后需血浓度上升较大幅度才保证不发生结直肠腺瘤；而基础叶酸值高于 4.27ng/ml 者，叶酸浓度有一定上升即可预防结直肠腺瘤的发生。

叶酸对于腺瘤摘除后再发的作用尚无相关证据。Logan 等的 RCT 研究中，入组患者在入组前 6 个月内接受腺瘤切除（直径 ≥ 0.5cm），试验组接受叶酸（0.5mg/d）干预 3 年后结直肠腺瘤再发率并无显著差异。另一项使用 1mg/d 叶酸为干预条件的临床

试验同样未发现叶酸的预防再发作用。

叶酸可以预防原发腺瘤的生成，但不一定预防腺瘤再发或复发。这可能是由于叶酸对正常结肠黏膜起保护作用，而对已出现病变的部位无保护作用。此外，评估叶酸对于腺瘤摘除后再发作用的研究均未检测基线叶酸值，这也可能影响叶酸作用。

31. 益生菌对结直肠癌的预防作用尚无优质 RCT 研究支持

肠道微生态和肠道免疫在某种程度上代表结直肠的环境因素，影响着结直肠癌的发生发展。大量研究提示肠道菌群构成的改变在结直肠癌的发病中起着重要作用，目前认为与结直肠癌发生相关的可能病原菌主要包括具核梭杆菌、致病性结直肠杆菌、脆弱拟杆菌等。益生菌防治结直肠癌的可能机制主要有以下几点：①益生菌直接作用于肠道黏膜；②益生菌通过黏附和竞争清除病原菌；③益生菌改变肠道菌群酶活性；④益生菌调节免疫反应；⑤益生菌促进叶酸的产生，增强 DNA 甲基化；⑥益生菌促进短链脂肪酸的产生。

学者们提出，可通过调节肠道菌群而影响和预防结直肠癌发生发展。益生菌对结直肠癌的防治作用已经在体外试验和动物实验中得到证实，但是目前临床研究并不充分。代田菌（*L. casei shirota*）在曾经有结直肠肿瘤（包括高危腺瘤）切除史的患者中能够预防结直肠肿瘤再发（*OR*=0.76，95%*CI* 0.50 ～ 1.15）。在一个小型的针对健康人的 RCT 试验中，鼠李糖乳杆菌 *L. rhamnosus*

LC705 和费氏丙酸杆菌谢氏亚种（*P. freudenreichii* sp. *shermanii* JS）降低了粪便中 β- 葡糖苷酶的酶活性。服用合生元菊粉 + 鼠李糖乳杆菌（LGG）和双歧杆菌（BB12）的息肉和结直肠癌患者粪便中，双歧杆菌和乳杆菌增多，产气荚膜梭菌减少。目前益生菌对结直肠癌预防作用尚无优质 RCT 研究支持。

参考文献

1.Thorat MA，Cuzick J.Prophylactic use of aspirin: systematic review of harms and approaches to mitigation in the general population.Eur J Epidemiol，2015，30（1）：5-18.

2.Nan H，Hutter CM，Lin Y，et al.Association of aspirin and NSAID use with risk of colorectal cancer according to genetic variants.JAMA，2015，313（11）：1133-1142.

3.Friis S，Riis AH，Erichsen R，et al.Low-Dose Aspirin or Nonsteroidal Anti-inflammatory Drug Use and Colorectal Cancer Risk: A Population-Based，Case-Control Study.Ann Intern Med，2015，163（5）：347-355.

4.Burn J，Gerdes AM，Macrae F，et al.Long-term effect of aspirin on cancer risk in carriers of hereditary colorectal cancer: an analysis from the CAPP2 randomised controlled trial.Lancet，2011，378（9809）：2081-2087.

5.Burn J，Bishop DT，Chapman PD，et al.A randomized placebo-controlled prevention trial of aspirin and/or resistant starch in young people with familial adenomatous polyposis.Cancer Prev Res（Phila），2011，4（5）：655-665.

6.Ishikawa H，Mutoh M，Suzuki S，et al.The preventive effects of low-dose enteric-coated aspirin tablets on the development of colorectal tumours in Asian patients: a randomised trial.Gut，2014，63（11）：1755-1759.

中国医学临床百家

7.Rothwell PM, Price JF, Fowkes FG, et al.Short-term effects of daily aspirin on cancer incidence, mortality, and non-vascular death: analysis of the time course of risks and benefits in 51 randomised controlled trials.Lancet, 2012, 379 (9826)：1602-1612.

8. 中华医学会消化病学分会, 中华医学会消化病学分会肿瘤协作组 . 中国结直肠癌预防共识意见（2016 年, 上海）. 中华消化杂志, 2016, 36 (11)：721-733.

9.Nan H, Hutter CM, Lin Y, et al.Association of aspirin and NSAID use with risk of colorectal cancer according to genetic variants.JAMA, 2015, 313 (11)：1133-1142.

10.Seufert BL, Poole EM, Whitton J, et al.IκBKβ and NFκB1, NSAID use and risk of colorectal cancer in the Colon Cancer Family Registry.Carcinogenesis, 2013, 34 (1)：79-85.

11.Keum N, Aune D, Greenwood DC, et al.Calcium intake and colorectal cancer risk: dose-response meta-analysis of prospective observational studies.Int J Cancer, 2014, 135 (8)：1940-1948.

12.Di Rosa M, Malaguarnera M, Zanghì A, et al.Vitamin D3 insufficiency and colorectal cancer.Crit Rev Oncol Hematol, 2013, 88 (3)：594-612.

13.Gröschel C, Aggarwal A, Tennakoon S, et al.Effect of 1, 25-dihydroxyvitamin D3 on the Wnt pathway in non-malignant colonic cells.J Steroid Biochem Mol Biol, 2016, 155 (Pt B)：224-230.

14.Yurekli OT, Solakoglu T, Atalay R, et al.Association between serum vitamin D and parathyroid hormone levels in Turkish patients with colonic polyps.Acta Gastroenterol Belg, 2015, 78 (2)：206-211.

15.Zgaga L，Theodoratou E，Farrington SM，et al.Plasma vitamin D concentration influences survival outcome after a diagnosis of colorectal cancer.J Clin Oncol，2014，32（23）：2430-2439.

16.Gao QY，Chen HM，Chen YX，et al.Folic acid prevents the initial occurrence of sporadic colorectal adenoma in Chinese older than 50 years of age: a randomized clinical trial.Cancer Prev Res（Phila），2013，6（7）：744-752.

17.Sears CL，Garrett WS.Microbes，microbiota，and colon cancer.Cell Host Microbe，2014，15（3）：317-328.

（陈雪琪　整理）

结直肠息肉的癌变预防

结直肠息肉是消化道十分常见的一种疾病，是指结直肠肠腔内黏膜表面隆起，导致局部增生的一类病变，分为腺瘤性、炎性、增生性等多种，其中腺瘤性肠息肉与结直肠癌关联度最高。

32. 从息肉的数目、大小和病理类型方面认识高危腺瘤

2006 年美国结直肠癌多学会工作组（US Multi-Society Task Force on Colorectal Cancer）提出根据初次结肠镜检查所见的息肉数目、大小和病理性质进行风险分层，提出了 1 次结肠镜检查发现 3 个及以上腺瘤，或其中有 1 个腺瘤直径在 10mm 或以上，或绒毛状腺瘤或高度不典型增生是发展为进展期腺瘤或癌症的高风险因素。2012 年该组织正式将具有这些高风险因素的病变定义为高危腺瘤（high-risk adenomas，HRAs）。

腺瘤数量方面，有研究发现初次结肠镜的腺瘤数目和复查时进展期腺瘤发病率呈正相关（腺瘤数量每增加一个的

OR=1.25，95%CI 1.13 ～ 1.38），另一研究则发现 3 个及以上腺瘤的患者较 1 ～ 2 个腺瘤患者腺瘤复发可能性高（OR=2.25，95%CI 1.20 ～ 4.21）。van Heijningen 等的研究中，初次结肠镜腺瘤数目分别为 1 个、2 个、3 个、4 个、5 个及 5 个以上时，随访期出现进展期腺瘤或结直肠癌的比例分别为 5.29%、8.59%、10.37%、11.76% 和 17.72%。

腺瘤直径方面，一般而言，腺瘤性息肉直径＜1cm 者，癌变率为 1% ～ 3%，直径在 1 ～ 2cm 的腺瘤癌变率达 10%，直径＞ 2cm 的腺瘤性息肉癌变率高达 50%。有研究发现，初次结肠镜中有或无腺瘤直径超过 10mm 时，随访期出现进展期腺瘤或结直肠癌的比例分别为 9.39%、5.22%，出现结直肠癌的比例分别为 1.71% 及 0.99%。在另一研究中，腺瘤直径超过 1mm 对于后续发生进展期腺瘤或结直肠癌的 OR 值为 3.68。

病理类型方面，绒毛状腺瘤和高度不典型增生是重要的危险因素。初次结肠镜中有或无至少一个绒毛状腺瘤时，随访期出现进展期腺瘤或结直肠癌的比例分别为 16.77%、6.24%，出现结直肠癌的比例分别为 3.87% 及 1.13%。另一项研究中，绒毛状腺瘤对于随访出现结直肠癌这一事件 RR 值为 5.0（95%CI 2.2 ～ 9.9）。初次结肠镜中有或无高度不典型增生时，随访期出现进展期腺瘤或结直肠癌的比例分别为 21.48%、3.10%，出现结直肠癌的比例分别为 4.40% 及 0.97%。另一研究中，高度不典型增生对于后续发生结直肠癌的 SIR 值为 3.3（95%CI 1.1 ～ 8.0）。

33. 认识腺瘤样息肉的癌变具有重要意义

20 世纪 90 年代，Vogelstein 和 Fearon 提出了著名的结肠癌癌变模型，认为其遵循"正常黏膜-腺瘤-腺癌"的发生顺序，且一系列基因和传导通路顺序改变是导致腺瘤最终癌变的关键。目前我们认为，腺瘤性息肉的癌变率为 1.4% ～ 9.2%，同时，约 85% 的结直肠癌来源于腺瘤样息肉癌变，因此认识腺瘤样息肉的癌变具有重要意义。腺瘤样息肉的癌变是由多因子在不同水平上相互作用引起的，在癌变过程中基因组不稳定性主要经由染色体不稳定性和微卫星不稳定性，后者主要包括DNA错配修复缺陷、DNA 异常甲基化和 CpG 岛甲基化三个方面。约 25 个基因的突变构成了大部分癌变的主要驱动因素，这些基因包括：常见抑癌基因突变 APC、TP53，常见促癌基因突变 KRAS、PI3KCA、BRAF 和 NRAS。平均而言，腺瘤样息肉经过约 60 个基因突变后成为癌，这个过程被称为"腺瘤-癌"途径。

Wnt 信号通路在腺瘤样息肉癌变中起到关键作用，大约 90% 的结肠癌发病相关基因突变是通过激活 Wnt 信号通路促进结直肠癌发生，其中多数突变是 APC 基因失活突变，少数是关于 β-catenin 的突变。Wnt 途径激活后，可启动下游 c-myc、CDK1 等靶基因的启动子，导致基因表达增强，引起细胞癌变。癌基因 Ras 突变在超过半数散发性结直肠癌和大息肉中存在，以 KRAS 最多。BRAF 为 MAPK 通路中 KRAS 的下游基因，在增生息肉、锯齿状腺瘤以及近端结肠癌中普遍存在。抑癌基因 TP53 突变在高级别腺瘤向侵袭性癌转化过程中非常常见。*TP53* 的突变导致 *p53* 通路失活，失去细胞周期调节作用，导致癌症发生。此外，*p53* 突变与预后相关，拥有 *p53* 突变的结直肠癌患者预后较野生型差，生存期缩短。

34. 息肉的病理学类型

肠息肉是结肠黏膜上隆起的赘生物的统称，可以单发、多发或以息肉病综合征形式被发现。依病理分型主要有腺瘤性息肉、增生性息肉、炎性息肉、幼年性息肉、淋巴性息肉、血吸虫性息肉、Peutz-jeghers 息肉。息肉综合征主要包括家族性腺瘤性息肉病、P-J 综合征、Gardner 综合征、Turcot 综合征、幼年性息肉病、Cronkhite-canada 综合征、cowden 综合征等。

（1）腺瘤性息肉：腺瘤性息肉为癌前病变，癌变率与息肉的大小、病理类型、不典型增生程度及绒毛成分含量有关。腺瘤可分为管状、绒毛状以及介于两者之间的绒毛管状腺瘤 3 型。管状腺瘤是圆形或椭圆形的息肉，表面光滑或有分叶，大部分直径在 1cm 以下，80% 有蒂；组织学表现为多数管状腺腺体，未成熟细胞分布于腺体的所有水平；可有不同程度的间叶样变，有时亦有少量乳头增生。绒毛状腺瘤较管状腺瘤少见，绝大多数为单发；直径大多在 1cm 以上，大部分为广基，10% ～ 20% 可以有蒂；表面呈暗红色，粗糙或呈绒毛状突起或小结节状，质软易碎，触之能活动，如触及硬结或固定，则表示有癌变可能；分布以直肠最多，其次为乙状结肠；组织学表现为上皮呈乳头样生长，中心为血管结缔组织间质，亦伴随上皮一起增生；分支呈乳头样生长，上皮细胞多间变明显。混合型腺瘤是同时具有上述两种结构的腺瘤，其癌变率介于管状腺瘤与绒毛状腺瘤之间。

（2）增生性息肉：增生性息肉是最常见的一种息肉，其直径多＜ 1.0cm，常为多发、无症状，约占结肠息肉的 1/5，占直肠和乙状结肠息肉的大多数。其外形为黏膜表面的一个小滴状凸起，表面光滑，基底较宽，常多发。细胞核排列规则，其大小及染色质含量变化很小，核分裂相少见。其重要特点是肠腺隐窝的中、下段都有成熟的细胞出现。增生性息肉是正常黏膜对外界刺激的反应，属良性病变，并非肿瘤性。

（3）炎性息肉：炎性息肉又名假息肉，多数较小，直径多＜ 1.0cm。炎性息肉多继发于溃疡性结肠炎、慢性血吸虫病、阿米巴痢疾及肠结核等肠道慢性炎症性疾病，是肠黏膜长期慢性炎症引起的息肉样肉芽肿，淋巴性息肉和类脂性肉芽肿均属炎性息肉范畴。炎性息肉的癌变可能目前尚无定论。

（4）幼年性息肉：幼年性息肉多发于 10 岁以下男孩。外观为圆形或卵圆形，表面光滑。90% 生长于距肛门 25cm 的范围内，直径多＜ 1.0cm，25% 为多发性，组织学上表现为分化好而大小不规则的腺体，有的形成囊性扩张，中贮黏液，间质增生，较多炎症细胞浸润，有时表面有溃疡形成。幼年性息肉一般不发生恶变。

（5）淋巴性息肉：多见于 20 ～ 40 岁成年人，多发于直肠，多数为单发，大小不等，直径可为数毫米至 3 ～ 4cm。组织学上表现为分化良好的淋巴滤泡组织，局限于黏膜下层内，表面覆盖正常黏膜。淋巴性息肉不发生癌变。

（6）锯齿状腺瘤：锯齿状息肉（serrated polyp，SP）是一种具有增生性息肉锯齿状组织结构特征和腺瘤的细胞学特征的肿瘤性病变。锯齿状息肉在过去被认为是不具有恶性倾向的增生性息肉，但从 20 世纪 80 年代开始，越来越多的证据表明部分锯齿状息肉可能发展为结直肠癌。

锯齿状息肉分为增生性息肉（hyperplastic polyps，HPs）、无蒂锯齿状腺瘤 / 息肉（sessile serrated adenoma/polyo，SSA/P）和传统型锯齿状腺瘤（traditional serrated adenoma，TSA）。超过 75% 的锯齿状息肉是增生性息肉。Torlakovic 等在 2003 年发现一组与增生性息肉病变表现类似的息肉，但其缺乏增生性息肉所普遍表现的异型增生，并表现出异常增殖，将其命名为无蒂锯齿状腺瘤，而 Longacre 和 Fenoglio-Preiser 将具有显著锯齿状形态和明显结构异常的锯齿状腺瘤命名为传统型锯齿状腺瘤。SSA/P 占锯齿状息肉的 15%～25%，特征表现为包含锯齿状结构的扩大畸形的隐窝，表现为"L"形或倒"T"形，并且可见水平型延伸。SSA/P 已被明确证实是结直肠癌的癌前病变。随着时间推移，SSA/P 经由独特的癌变通道最终形成浸润性腺癌，该癌变路径主要包括微卫星不稳定、BRAF 突变和 CpG 岛甲基化。TSAs 较为少见，只占 1%～2%，主要位于远端结肠。

最近有研究发现，SSP/P 和 TSA 发展为结直肠癌的风险不低于传统的腺瘤，而幽门螺杆菌风险较对照组高，但较传统的腺瘤低。其中，伴有不典型增生的 SSA/P，位于脾曲近端的 SSA/P 风险尤其高。结直肠癌 10 年发病率在伴有不典型增生的 SSA/P、TSAs 和传统的腺瘤患者中分别为 4.4%、4.5% 和 2.3%。

35. 结直肠癌的预防措施可能对息肉预防有一定作用

研究表明，息肉的发生除遗传、种族因素外，还与年龄相关，约 90% 的病例于 50 岁后发生，且男性多于女性，癌症家族史、红肉摄入比例高也是结直肠息肉发生的危险因素，摄入新鲜水果蔬菜为保护性因素。对于息肉的预防，主要有以下几点：

（1）摄入高膳食纤维：研究发现，高膳食纤维的摄入与结直肠腺瘤的发生呈负相关，且谷物纤维的保护作用优于水果纤维，蔬菜纤维保护作用较弱。我国的研究发现，进展性腺瘤患者膳食纤维摄入量少，粪便中产生短链脂肪酸的肠道菌群减少，短链脂肪酸含量也降低。膳食纤维对结直肠癌同样有保护作用。摄入高膳食纤维可能有助于预防息肉发生。

（2）控制 BMI：一项 Meta 分析表明，BMI 每增长 $5kg/m^2$，结直肠腺瘤发病风险将上升约 20%，且该结果在不同研究中不同种族、地域分布、研究设计、性别中均可成立，提示肥胖可能也是结直肠腺瘤的高危因素，控制 BMI 可能有助于预防息肉。

（3）摄入叶酸：2013 年我国的一项研究提出将叶酸作为结直肠癌化学预防药物应用于一般风险人群，此项 RCT 研究纳入了 960 例 > 50 岁、肠镜排除了新生物且血浆叶酸水平不超出

20ng/ml 的病例，随机分组后叶酸组以 1mg/d 叶酸干预 3 年，而对照组仅用其他维生素。研究发现，基础血浆叶酸水平较低者罹患结直肠腺瘤的风险较高。叶酸干预 3 年可减少散发性结直肠腺瘤（RR=0.49，95%CI 0.37 ~ 0.63，$P < 0.01$）尤其是进展性结直肠腺瘤（RR=0.36，95%CI 0.16 ~ 0.81，P=0.01）的发生。基础叶酸值低于 4.27ng/ml 者，补充叶酸后需血浓度上升较大幅度才保证不发生结直肠腺瘤；而基础叶酸值高于 4.27ng/ml 者，叶酸浓度有一定上升即可预防结直肠腺瘤的发生。该研究有力支持了叶酸干预对息肉发生的预防作用。

（4）增加维生素 D 摄入：血浆 25（OH）D 水平常作为体内维生素 D 水平的检测指标。在结肠息肉和结肠癌患者中发现血浆 25（OH）D 浓度减低。有研究表明，增加维生素 D 摄入能降低结直肠腺瘤发病率（RR=0.79，95%CI 0.63 ~ 0.99，P=0.07），且对远端结肠腺瘤预防作用尤为显著（RR=0.67，95%CI 0.52 ~ 0.87，P=0.004）。虽然仍无大规模 RCT 研究证实，但增加维生素 D 摄入对息肉预防作用较为确切。

（5）NSAIDs 药物：阿司匹林、COX-2 抑制剂等 NSAIDs 药物的摄入可预防息肉结直肠腺瘤初发，但考虑获益-风险比暂不推荐。2 项大规模 RCT 研究支持一般人群服用阿司匹林可有效降低结直肠腺瘤的发生率。规律服用时间持续 3 ~ 10 年可明显降低一般危险度人群结直肠腺瘤的发生，高剂量（> 14 片 / 周）效果较低剂量（6 ~ 14 片 / 周）确切。此外，阿司匹林对于有结直肠腺瘤病史的患者有预防复发的作用，英国诺丁汉大学研究表明，规律服用阿司匹林可使结直肠腺瘤再发率降低 21%，使进展性腺瘤再发率降低 37%。其他 NSAIDs 药物和 COX-2 抑制剂对一般危险度人群结直肠腺瘤的预防作用有数项病例对照研究支持，然而目前缺乏优质 RCT 研究证实。综上所述，此类药物在息肉预防中的使用尚无大量研究阐明其使用剂量、年限、起始年龄，考虑到此类药物潜在的消化性溃疡和心血管不良事件风险，目前并不推荐将此类药物用于一般人群结直肠腺瘤初发的预防。

此外，由于多数散发性结直肠癌来源于结直肠息肉，同时部分结直肠息肉为癌前病变，虽无相关研究证实，结直肠癌的预防如坚持体育锻炼、减少饮酒量、戒烟、减少红肉和加工肉类制品的摄入可能对息肉预防有一定作用。

36. 认识间期结直肠癌的定义与影响因素对预防结直肠癌有重要意义

间期结直肠癌（interval CRC，ICRC）也称为结肠镜后结直肠癌（post-colonoscopy colorectal cancer，PCCRC），定义为筛查或监测检查时未发现，而在推荐的下一次检查日期之前发生的结直肠癌。间期结直肠癌在所有结直肠癌中占 7.2% ～ 9.0%，近端结肠发生率明显高于远端结肠（9.9% ～ 12.4% *vs.* 4.5% ～ 6.8%）。间期结直肠癌主要来源为病变漏检、切除不完全、快速进展的新病变及其他。其中，结肠镜检查时漏检指结肠镜检查后 3 年内发生的、前一次结肠镜检查时同一解剖部位无明显腺瘤发现的结直肠癌，占间期结直肠癌的 50% ～ 60%；不完全切除指结直肠癌发生于先前息肉切除的部位，占 10% ～ 20%；新的快速进展的病变指结肠镜检查后 3 ～ 5 年发生的、前一次结肠镜检查时同一解剖部位无明显腺瘤发现的结直肠癌，占 10% ～ 20%。前两种情况主要受内镜检查技术水平影响，通过提高内镜检查水平可以减少其发生，后者则是由于病变本身性质。

　　大量研究表明，结肠镜检查质量高度依赖结肠镜操作者。腺瘤检出率（ADRs）是结肠镜检查质量的重要指标，专业内镜医师的腺瘤检出率可以有 3 倍之差（17% ～ 47%），单纯结肠镜相比于结肠镜 + 结肠 CT 造影联合检查漏掉了 12% 的直径 10mm 以上病变。息肉切除不完全的问题同样主要受内镜医师影响。此前有研究表明，不完全切除率（IRR）在内镜医师之间可以有 3.4 倍之差（6.5% ～ 22.7%），而且直径较大的息肉和锯齿状息肉不完全切除率越高。扁平非息肉样结直肠新生物（nonpolypoid colorectal neoplasm，NP-CRN）和锯齿状腺瘤或息肉（sessile serrated adenoma/polyp，SSA/P）进展为结直肠癌的速度较传统腺瘤-腺癌发展模式快，其识别主要依靠病理检查，窄带成像可辅助识别锯齿状腺瘤或息肉。

　　临床应重视减少间期结直肠癌的发生。首先，分次给予肠道清洁剂改善肠道准备、适当延长退镜时间和色素内镜的使用都能显著提高腺瘤检出率，减少漏检。其次，窄带成像辅助可以提高锯齿状腺瘤或息肉的检出率。目前，尚无优质研究评价各种病变切除方式对不完全切除率的影响。

参考文献

1. 中华医学会消化内镜学分会消化系早癌内镜诊断与治疗协作组，中华医学会消化病学分会消化道肿瘤协作组，中华医学会消化内镜学分会肠道学组，等．中国早期结直肠癌及癌前病变筛查与诊治共识意见(2014年11月·重庆).中华内科杂志，2015, 54 (4)：375-389.

2.Lieberman DA, Rex DK, Winawer SJ, et al.Guidelines for colonoscopy surveillance after screening and polypectomy: a consensus update by the US Multi-Society Task Force on Colorectal Cancer.Gastroenterology, 2012, 143 (3)：844-857.

3.van Heijningen EM, Lansdorp-Vogelaar I, Kuipers EJ, et al. Features of adenoma and colonoscopy associated with recurrent colorectal neoplasia based on a large community-based study.Gastroenterology, 2013, 144 (7)：1410-1418.

4.Strum WB.Colorectal Adenomas.N Engl J Med, 2016, 374 (11)：1065-1075.

5.Novellasdemunt L, Antas P, Li VS.Targeting Wnt signaling in colorectal cancer. A Review in the Theme: Cell Signaling: Proteins, Pathways and Mechanisms.Am J Physiol Cell Physiol, 2015, 309 (8)：C511-521.

6.Pai RK, Macaron C, Burke CA.Traditional serrated adenoma: An enigmatic and aggressive polyp?Gastrointest Endosc, 2015, 82 (6)：1094-1096.

7.Erichsen R, Baron JA, Hamilton-Dutoit SJ, et al. Increased Risk of Colorectal Cancer Development Among Patients with Serrated Polyps. Gastroenterology, 2016, 150 (4)：895-902.

8. 李艳萍，李骥，盖小荣，等．结直肠息肉发病危险因素分析．首都医科大学学报，2013, 34 (5)：684-688.

9. 中华医学会内镜学分会，中国抗癌协会肿瘤内镜学专业委员会．中国早期结直肠癌筛查及内镜诊治指南（2014，北京）．中华医学杂志，2015，95（28）：2235-2252.

10.Patel SG，Ahnen DJ.Prevention of interval colorectal cancers: what every clinician needs to know.Clin Gastroenterol Hepatol，2014，12（1）：7-15.

11.Brenner H，Chang-Claude J，Seiler CM，et al.Interval cancers after negative colonoscopy: population-based case-control study.Gut，2012，61（11）：1576-1582.

12. 曹裕，张舒，邹晓平．结肠镜检在结直肠癌筛查与监测过程中可行的质控指标．中华消化内镜杂志，2015，32（7）：492-495.

13.Kahi CJ，Hewett DG，Norton DL，et al.Prevalence and variable detection of proximal colon serrated polyps during screening colonoscopy.Clin Gastroenterol Hepatol，2011，9（1）：42-46.

14.Pohl H，Srivastava A，Bensen SP，et al.Incomplete polyp resection during colonoscopy-results of the complete adenoma resection（CARE）study. Gastroenterology，2013，144（1）：74-80.

15.le Clercq CM，Sanduleanu S.Interval colorectal cancers: what and why.Curr Gastroenterol Rep，2014，16（3）：375.

16.Enestvedt BK，Tofani C，Laine LA，et al.4-Liter split-dose polyethylene glycol is superior to other bowel preparations，based on systematic review and meta-analysis. Clin Gastroenterol Hepatol，2012，10（11）：1225-1231.

17.Omata F，Ohde S，Deshpande GA，et al.Image-enhanced，chromo，and cap-assisted colonoscopy for improving adenoma/neoplasia detection rate: a systematic review and meta-analysis.Scand J Gastroenterol，2014，49（2）：222-237.

18.Hazewinkel Y, López-Cerón M, East JE, et al.Endoscopic features of sessile serrated adenomas: validation by international experts using high-resolution white-light endoscopy and narrow-band imaging.Gastrointest Endosc, 2013, 77 (6)：916-924.

（陈雪琪　整理）

炎症性肠病癌变的化学预防

37. 炎症性肠病癌变的高危因素也应引起重视

炎症性肠病（IBD）是一组慢性非特异性的肠道炎症性疾病，包括溃疡性结肠炎（UC）和克罗恩病（CD），近年来其在亚洲国家的发病率显著增高。作为结直肠癌（CRC）发生的高危因素之一，虽然炎性肠病相关结直肠癌只占结直肠癌的 1%～2%，但却占炎症性肠病患者死亡原因的 10%～15%。炎症性肠病中溃疡性结肠炎与结直肠癌关系更为密切，目前认为溃疡性结肠炎患者癌变发生率为 1.1%～20.0%，发病密度为每年 1.01‰～1.47‰，癌变发生率与病程、发病年龄、炎症水平等因素密切相关。

（1）病程越长、起病年龄越小，癌变发生率越高：溃疡性结肠炎呈慢性病程，大多反复发作，迁延不愈。研究证明慢性炎症刺激与基因突变及表观遗传学改变相关，病程与癌变风险的关系已被广泛认知。以 10 年作为观察节点，在诊断溃疡性结肠炎后第 1 个 10 年中,结直肠癌的发病密度为每年 0.61‰ ~ 1.20‰,第 2、第 3 个 10 年发病密度明显增高,分别为每年 2.58‰ ~ 5.56‰、2.64‰ ~ 6.46‰。

炎症性肠病的起病年龄被证实与癌变的风险相关。随着起病年龄减小,炎症性肠病癌变发生率增加。> 50 岁起病的炎症性肠病患者癌变相对危险度为 1.7,而 30 ~ 40 岁发病的为 2.1,29 岁之前发病的为 8.6。因此,对于年轻起病的炎症性肠病患者,即使病情控制情况良好,临床也应注意监测癌变的发生。

(2)慢性炎症是癌变的基础,高炎症水平是独立危险因素:溃疡性结肠炎炎症水平是癌变发生的另一重要因素,包括黏膜炎症严重程度和病变累及范围。Nieminen 等的病例对照研究指出,相比于无黏膜炎症的炎症性肠病,重度黏膜炎症结直肠癌发病的相对危险度为 8.48,而轻、中度黏膜炎症的炎症性肠病发生癌变及不典型增生的相对危险度为 2.6。相比于黏膜缓解,炎症病理学缓解可能进一步降低癌变风险。Korelitz 等的队列研究发现,溃疡性结肠炎黏膜缓解的患者中,有近 1/3 仍未达到病理缓解,癌变的患者中病理缓解率明显低于对照组。组织学炎症活动度(HIA)评分可以预测溃疡性结肠炎患者的癌变风险。有效的抗炎症治疗可预防肿瘤的发生,与吸烟、肿瘤家族史相比,高炎症水平是溃疡性结肠炎癌变的独立危险因素。此外,病变累及范围在一定程度上反映了溃疡性结肠炎炎症水平,广泛性或全结肠型发生癌变的风险最高,是正常人群的 4.8 倍;左半结肠炎症癌变风险相对较低;直乙型风险和正常人群相似。

（3）其他可能与癌变相关的危险因素：性别、家族史、原发性硬化性胆管炎（PSC）也是潜在溃疡性结肠炎癌变的危险因素。男性溃疡性结肠炎患者发生癌变的风险高于女性，有结肠癌家族史的炎性肠病患者结肠癌患病风险增加一倍，但考虑到性别及家族史本身就是结肠癌的高危因素，因此，无法明确判断其在增加炎性肠病患者癌变过程中的作用。

国外研究证实，溃疡性结肠炎患者有 3% ～ 8% 合并 PSC，21% 合并 PSC 的患者会进展为结直肠癌，且癌变发生的病程明显更短，不伴 PSC 的溃疡性结肠炎患者癌变率仅为 4%。我国 PSC 发病率较低，初步研究并未发现 PSC 与 IBD 癌变间的关系。

（4）克罗恩病癌变的危险因素：对于克罗恩病的癌变问题目前研究仍相对较少，且不同研究结果差异较大。Andersen 等的 Meta 分析表明，克罗恩病患者癌变相对危险度为 1.9，其中结肠癌为 2.5，直肠癌为 1.4。克罗恩病患者病变部位和肿瘤发生相关，结肠受累患者癌变风险显著升高（OR=2.6，95%CI 2.0 ～ 9.4），单纯回肠受累患者癌变相对危险度为 0.9（95%CI 0.2 ～ 4.1）。

38.5- 氨基水杨酸在炎症性肠病癌变化学预防中的作用与剂量相关

与散发性结肠癌不同，长期慢性炎症刺激是炎症性肠病患者结直肠癌发生的病理学基础。炎症因子如 IL-6、TNF-α、NF-κB 在癌变起始和调节过程中起关键作用，因此可诱导和维持炎症性肠病黏膜缓解的抗感染治疗可能在降低癌变风险中发挥一定作用。

作为治疗轻中度溃疡性结肠炎的一线用药，5-氨基水杨酸（5-ASA）可使近50%的患者达到黏膜缓解。5-氨基水杨酸作为溃疡性结肠炎癌变的化学预防药物可能与5种不同机制相关：细胞周期阻滞、消除活性氧/氮代谢产物、抗菌功能、参与 TNF-α/NF-κB 及 Wnt/β-catenin 信号通路。因此，5-氨基水杨酸可在分子层面降低结直肠癌发生风险。但5-氨基水杨酸降低溃疡性结肠炎癌变风险的临床研究证据仍存在一定争议。基于非转诊人群的 Meta 分析表明，5-氨基水杨酸对炎症性肠病患者无结肠癌保护作用，分析原因可能与研究纳入文献较少、入组了克罗恩病患者及药物使用差别较大，存在较高异质性相关。近来一篇纳入17项研究，包括了 20 193 例溃疡性结肠炎患者的 Meta 分析表明，5-氨基水杨酸可以减少结直肠癌和异型增生发生率（OR=0.63，95%CI 0.48 ～ 0.84），在基于医院的病例对照研究中效果更为显著（OR=0.56，95%CI 0.40 ～ 0.78），相较溃疡性结肠炎患者（OR=0.54，95%CI 0.38 ～ 0.76），5-氨基水杨酸对包含克罗恩病的所有炎症性肠病患者保护作用不显著（OR=0.85，95%CI 0.63 ～ 1.15）。

5-氨基水杨酸对炎症性肠病患者结直肠癌保护作用与剂量相关，平均每日剂量应不少于 2.0g/d，大剂量可能带来更明显的预防效果。针对广泛性溃疡性结肠炎和克罗恩病患者，5-氨基水杨酸诱导和维持炎症缓解及化学预防的作用尚不明确。

39. 免疫抑制剂作为癌变化学预防的作用有待进一步研究

炎症性肠病治疗中常用的免疫抑制剂有硫唑嘌呤、6-MP、甲氨蝶呤、环磷酰胺等，但目前针对免疫抑制剂用于炎症性肠病癌变预防的研究主要针对硫唑嘌呤，其他免疫抑制剂的临床研究相对较少，尚不明确其在预防肿瘤发生中的作用。

硫唑嘌呤、6-MP 是嘌呤合成抑制剂，在溃疡性结肠炎和克罗恩病患者维持缓解及黏膜愈合方面有较好的疗效。与 5- 氨基水杨酸不同，硫唑嘌呤缺乏直接抑制肿瘤发生的分子学证据。

早期研究并未发现硫唑嘌呤在炎症性肠病患者癌变发生中的预防作用。近来纳入 19 486 例炎症性肠病患者的大规模前瞻性队列研究发现，有 0.3% 的患者在随访期间发现异性增生或癌变，使用硫唑嘌呤的患者发生结直肠癌的风险无明显改善（OR=0.57，95%CI 0.24 ~ 1.32），但针对受累结肠黏膜 ≥ 50%，病程 ≥ 10 年的溃疡性结肠炎患者，多因素分析发现使用硫唑嘌呤治疗可使结直肠癌及异型增生的发生相对危险度显著降低（OR=0.28，95%CI 0.09 ~ 0.89）。另一项纳入 2578 例炎症性肠病患者的基于人群的队列研究指出，使用硫唑嘌呤 ≥ 50mg/d 治疗 > 6 个月的患者发生高级别瘤变和结直肠癌的风险仅为 0.10（95%CI 0.01 ~ 0.75）。Rubin 等的病例对照研究表明，在校正炎症严重程度及其他已知炎症性肠病癌变的高危因素后，硫唑嘌呤暴露是独立的保护因素（OR=0.25，95%CI 0.08 ~ 0.74）。纳入

9 项病例对照研究和 10 项队列研究的 Meta 分析结果表明，硫唑嘌呤明显降低了结直肠癌及异型增生的发生（$RR=0.71$，$95\%CI$ $0.54 \sim 0.94$），但纳入研究异质性较高（$I^2=68.0\%$），应谨慎解读。

尽管近来的研究表明硫唑嘌呤在炎症性肠病癌变预防中可能存在一定价值，但考虑到其潜在风险、缺乏分子学证据及可能获益于合并 TNF-α 单抗使用，推荐单独使用硫唑嘌呤作为炎症性肠病癌变化学预防的可能性不大。

40. 生物制剂预防炎症性肠病癌变的作用仍存在争议

TNF-α 单抗是中、重度炎症性肠病诱导及维持治疗的常用药物，可有效提高临床缓解率，促进黏膜愈合，因此可减缓黏膜长期慢性炎症。早期研究证实，TNF-α 单抗可阻滞 TNF 信号通路，是抑制炎症性肠病癌变的分子学基础。动物实验表明，TNF-α 单抗能缓解药物诱导的肠黏膜损伤，减少巨噬细胞及中性粒细胞浸润，降低诱导产生的肿瘤数目及大小。

目前针对 TNF-α 单抗预防炎症性肠病癌变的临床研究仍较少，不同研究间结论差异大。Baars 等纳入 173 例癌变患者的病例对照研究表明，经性别、病变部位等多因素校正后，TNF-α 单抗明显降低结直肠癌的发生率（$OR=0.09$，$95\%CI\,0.01 \sim 0.68$）；而另一项基于人群的队列研究表明，TNF-α 单抗治疗炎症性肠病对癌变发生无明显改善（$RR=0.83$，$95\%CI\,0.46 \sim 1.48$）；一项纳入 431 例溃疡性结肠炎患者的队列研究却发现单独使用 TNF-α 抗体会轻度增加癌变的风险（OR=1.6，95%CI 0.2 ～ 13.8），但联合使用其他抗炎药物或免疫制剂可降低溃疡性结肠炎癌变的发生（OR=0.3，95%CI 0.1 ～ 1.0）。

TNF-α 单抗与 IBD 癌变风险间的关系仍存在争议，今后的研究应阐明 TNF-α 单抗作为炎症性肠病癌变化学预防的效果。

41. 其他潜在的炎症性肠病化学预防方法也应关注

叶酸补充治疗在散发性结直肠癌中起到一定化学预防效果。炎症性肠病患者由于肠吸收不良及柳氮磺吡啶竞争抑制作用，存在叶酸缺乏风险。近来纳入了 10 项研究、4517 例炎症性肠病患者的 Meta 分析表明，补充叶酸可有效降低癌变风险（RR=0.58，95%CI 0.37 ～ 0.80）。作为经济、安全的方法，补充叶酸可能在炎症性肠病患者癌变的化学预防中发挥一定作用。

熊去氧胆酸是 PSC 治疗可选择的药物之一。Pardi 等的前瞻性随机对照研究表明，熊去氧胆酸可以降低合并 PSC 患者癌变发生的风险（RR=0.26，95%CI 0.06 ～ 0.92），但 Eaton 等发现长期大剂量 [28 ～ 30mg/（kg·d）] 熊去氧胆酸的使用可能会增加结直肠癌风险。鉴于我国 PSC 发病率较低，且初步研究未发现 PSC 与炎症性肠病癌变之间的关系，不推荐使用熊去氧胆酸作为化学预防。

微生态制剂在调整肠道菌群、缓解溃疡性结肠炎炎症中起到一定效果，其中双歧杆菌、乳酸杆菌在轻中度溃疡性结肠炎患者治疗中有一定疗效。目前有关益生菌作为癌变化学预防的研究多为动物实验，尚无临床研究表明益生菌能降低炎症性肠病患者癌变风险。

参考文献

1. Castaño-Milla C，Chaparro M，Gisbert JP.Systematic review with meta-analysis: the declining risk of colorectal cancer in ulcerative colitis.Aliment Pharmacol Ther，2014，39（7）：645-659.

2. Jess T，Rungoe C，Peyrin-Biroulet L.Risk of colorectal cancer in patients with ulcerative colitis: a meta-analysis of population-based cohort studies.Clin Gastroenterol Hepatol，2012，10（6）：639-645.

3. Nieminen U，Jussila A，Nordling S，et al.Inflammation and disease duration have a cumulative effect on the risk of dysplasia and carcinoma in IBD: a case-control observational study based on registry data.Int J Cancer，2014，134（1）：189-196.

4. Andersen NN，Jess T.Has the risk of colorectal cancer in inflammatory bowel disease decreased?World J Gastroenterol，2013，19（43）：7561-7568.

5. Braden B，Halliday J，Aryasingha S，et al.Risk for colorectal neoplasia in patients with colonic Crohn's disease and concomitant primary sclerosing cholangitis. Clin Gastroenterol Hepatol，2012，10（3）：303-308.

6. Rubin DT，Huo D，Kinnucan JA，et al.Inflammation is an independent risk

factor for colonic neoplasia in patients with ulcerative colitis: a case-control study.Clin Gastroenterol Hepatol，2013，11（12）：1601-1608.

7. Nguyen GC，Gulamhusein A，Bernstein CN.5-aminosalicylic acid is not protective against colorectal cancer in inflammatory bowel disease: a meta-analysis of non-referral populations.Am J Gastroenterol，2012，107（9）：1298-1304；quiz 1297，1305.

8. Zhao LN，Li JY，Yu T，et al.5-Aminosalicylates reduce the risk of colorectal neoplasia in patients with ulcerative colitis: an updated meta-analysis.PLoS One，2014，9（4）：e94208.

9. Chapman CG，Rubin DT. The potential for medical therapy to reduce the risk of colorectal cancer and optimize surveillance in inflammatory bowel disease.Gastrointest Endosc Clin N Am，2014，24（3）：353-365.

10. van Schaik FD，van Oijen MG，Smeets HM，et al.Thiopurines prevent advanced colorectal neoplasia in patients with inflammatory bowel disease.Gut，2012，61（2）：235-240.

11. Beaugerie L，Svrcek M，Seksik P，et al.Risk of colorectal high-grade dysplasia and cancer in a prospective observational cohort of patients with inflammatory bowel disease.Gastroenterology，2013，145（1）：166-175.

12. Korelitz BI，Sultan K，Kothari M，et al.Histological healing favors lower risk of colon carcinoma in extensive ulcerative colitis.World J Gastroenterol，2014，20（17）：4980-4986.

13. Burr NE，Hull MA，Subramanian V.Folic Acid Supplementation May Reduce Colorectal Cancer Risk in Patients With Inflammatory Bowel Disease: A Systematic

Review and Meta-Analysis.J Clin Gastroenterol，2017，51（3）：247-253.

14. Eaton JE，Silveira MG，Pardi DS，et al.High-dose ursodeoxycholic acid is associated with the development of colorectal neoplasia in patients with ulcerative colitis and primary sclerosing cholangitis.Am J Gastroenterol，2011，106（9）：1638-1645.

（阎鹏光　整理）

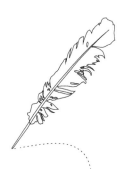

筛查篇

粪便隐血在结直肠癌筛查中的应用

　　粪便隐血试验（fecal occult blood test，FOBT）具有简单、低廉的优点，是结直肠癌筛查中最为无创的手段。在西方人群中已有多项研究表明，采用粪便隐血作为筛查方法，可以提高早期结直肠癌（CRC）和癌前病变的发现率。FOBT 的检测方法分为两种，一种为传统的化学法（guaiac-based FOBT，gFOBT），一种为免疫法（the fecal immunochemical test，FIT）。化学法易受食物等因素的影响，目前国内多采用免疫法。近年来出现了定量便隐血检测，能对粪便中的血红蛋白浓度进行较为精确的定量分析。相比定性法 FIT，定量法 FIT 能够通过测量粪便血红蛋白的浓度提供更多的临床信息，这些信息可能与腺瘤大小、位置和其组织病理学性质相关，其临床价值有待未来研究探索。

42. 粪便隐血的化学法检测

　　化学法粪便隐血试验常用方法有：邻联甲苯胺法、还原酚酞法、联苯胺法、匹拉米洞法、无色孔雀绿法、愈创木脂法等，其中以愈创木脂法为代表。

各种化学方法原理基本相同，均是利用血红蛋白中的含铁血红素部分有催化过氧化物分解的作用，催化试剂中的过氧化氢分解，释放新生态的氧，氧化各种色原物质而呈色，呈色的深浅反映了血红蛋白的多少，亦即出血量的大小。

从原理可以看出化学法粪便隐血试验不仅可以检测到对人体自身的上下消化道出血，外源性动物食品中的血红蛋白、肌红蛋白和其他含有过氧化物酶的食物也可使试验呈阳性。所以化学法隐血试验检测大便隐血受食物影响比较大，方法特异性和准确性较低。有的方法灵敏度高，如邻联甲苯胺法、还原酚酞法、邻甲苯胺法灵敏度可测到 0.8μg/ml 血红蛋白的含量。愈创木酯法灵敏度较低。邻联甲苯胺法试验受食物影响而假阳性较多。四甲基联苯胺和愈创木酯为显色基质的隐血试验，相对假阳性较少。化学法隐血试验也可出现假阴性，如血液在肠道停留过久，血红蛋白被细菌降解，不再有过氧化物酶的作用，无法催化试剂中的过氧化氢释放新生太氧，而出现假阴性。还有服用大量的维生素 C 或其他具有还原作用的药物，将释放的氧消耗了，而使试验出现假阴性。

对于化学法粪便隐血试验，国外随机对照研究结果显示，每年一次或两年一次的 gFOBT 筛查能够使结直肠癌的死亡率降低 15%～33%，发病率降低 17%～20%。然而，gFOBT 的不足之处在于发现进展期腺瘤或早期结直肠癌的敏感度和精确度均较低；不能特异性识别人类的血红素，易受食物和药物的影响而出

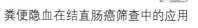

现假阳性；对上消化道和小肠出血的敏感性更好，对结直肠癌和早期腺瘤的诊断缺乏特异性。基于以上几点，gFOBT 在大系列人群中筛查结直肠癌的价值还有待进一步明确。

43. 粪便隐血的免疫法检测

免疫法粪便隐血试验主要包括胶体金免疫层析法和免疫乳胶凝集法。

（1）胶体金免疫层析法：胶体金免疫层析法融合了免疫层析技术和胶体金显色原理，为特异地快速检测粪便隐血建立的一种新的免疫学方法。该法是利用纤维膜的毛细作用，使待测物抗原或抗体沿表面向前运动，与待测区标记的捕获物特异结合而聚集显色。免疫层析一步法所用的抗体有两种：抗人血红蛋白抗体和抗人红细胞基质抗体，前者可检出消化道任何部位的出血，而后者只能检出下消化道的出血。目前一般是用抗人血红蛋白抗体来特异性结合人血红蛋白抗原。此法简便、快速，只特异地针对人血红蛋白抗原表位，基本排除了饮食及药物等因素的干扰，被世界卫生组织胃肠镜检查协会推荐作为粪便隐血试验的一种较为确认的方法。

（2）免疫乳胶凝集法：将聚苯乙烯乳胶颗粒与人类红细胞抗体调制成的敏感化乳胶溶液与检测样品在比色管中混合反应，若检测样品中具有人类血红素，则会与敏感化乳胶溶液形成抗原抗体反应，产生乳胶凝集反应。此方法常用于定量测定，根据已知浓度标准液的标准曲线，经由检验样品反应管测光（主波长为660nm），即可依吸光度对照标准曲线求得血红素量。

（3）大便 FIT 检测在筛查中的作用：FIT 作为化学法的替代，其原理建立在针对人血红蛋白（Hb）抗原基础上的特异性抗原-抗体反应，因此 FIT 不受食物的影响。另外，由于血红蛋白在上消化道被分解破坏，FIT 仅检测完整的血红蛋白，因此相比 gFOBT，FIT 可以更特异性地检测下消化道出血，从而更适用于结直肠癌筛查。

对于免疫法粪便隐血试验，Hol 等研究表明，FIT 对于结直肠进展期肿瘤的检出率明显高于 gFOBT（2.4% *vs.* 1.1%），虽明显低于结肠镜（8.0%），但亦可反映出 FIT 在结直肠癌筛查中的明显优势。Quintero 等的研究表明，FIT 对结直肠癌的检出率与结肠镜相似（均为 0.1%），对进展期腺瘤的检出率略逊于结肠镜（0.9% *vs.* 1.9%）。研究表明，连续 3 次的 FIT 检查显著提高了检出腺瘤和癌的特异性。总体 FIT 对于诊断结直肠癌的敏感性可达 61% ～ 91%，特异性可达 91% ～ 98%，对于诊断进展期腺瘤的敏感性可达 27% ～ 67%，特异性也可达 90.6%。但 FIT 亦存在其局限性，近期有学者提出，FIT 对于近端结肠如回盲部病变的敏感性偏低，这可能与其检测手段相关。此外，FIT 的费用亦高于 gFOBT。

44. 定量粪便隐血检测

FIT 分为两种方法，一种为定性法 FIT（qualitative FIT，qlFIT），一种为定量法 FIT（quantitative FIT，qnFIT）。定性法 FIT 需提前设置好粪便血红蛋白浓度检测的 Cut-off 值，因而检测结果的判读为"全或无"。而定量法 FIT 则可定量测定出粪便血红蛋白浓度，具有更多优势。肠道新生物血红蛋白的丢失与腺瘤的大小和组织学特性密切相关，qnFIT 的优势则在于可以根据筛查的目的和策略来设定最优化的 Cut-off 值，从而达到筛查效率最大化。

目前对于结直肠癌筛查中 FIT Cut-off 值的设定尚有争议，多认为设置为 100ng/ml 对结直肠癌诊断筛查的效价比最高，但该值对于进展期结直肠癌（advanced colorectal neoplasms，ACRN）来说易造成漏诊，认为筛查 ACRN 的 Cut-off 值应该更低。且不同的 Cut-off 值，从 25 ~ 150ng/ml，对于管状腺瘤的发现率均较低，说明 FIT 不适合作为非进展性结肠息肉的检测手段。

在欧美及日本等国已广泛开展了粪便隐血试验来进行大样本量人群的结直肠癌筛查，但是仍然是以定性 FIT 为主。相比定性法 FIT，定量法 FIT 能够通过粪便血红蛋白的浓度提供更多的临床信息，其可能与腺瘤大小、位置和其组织病理学性质相关，但这方面还缺乏足够的临床试验证据，有待未来的研究探索发现。但是定量法 FIT 也存在检测结果一致性不佳、浓度与临床疾病严重程度相关性不足等问题，有待于进一步完善检测方法和技术，提高一致性，进一步提高其临床应用价值。

45. 提高粪便隐血的敏感性有利于提高疾病的检出率

在结直肠癌的筛查中，提高粪便隐血的敏感性有利于提高疾病的检出率，发现更多可能的结直肠癌及腺瘤患者。免疫法隐血检测相比化学法具有更高的敏感性，而且特异性针对人类血红蛋白，不受食物中动物血红蛋白的影响，能够提高大便隐血检测的敏感性。对于免疫乳胶凝集法便隐血检测，降低阳性的 cut-off 值，也有利于增加检测的敏感性。但是敏感性的提升，随之而来的是更多的结肠镜的检查，在增加疾病检出率的同时，也会相应地增加检出费用。因此在提高检测敏感性的同时，应保持其特异性。例如，进行 3 次便隐血试验，提高其特异性，减少假阳性的发生，降低临床检查费用。也可将便隐血检测与其他结直肠癌筛查检测方法联合，如粪便基因检测和外周血基因检测等，联合检测有利于提高结直肠癌的检出率。

参考文献

1. Quintero E，Castells A，Bujanda L，et al.Colonoscopy versus fecal immunochemical testing in colorectal-cancer screening.N Engl J Med，2012，366（8）：697-706.

2. Wu D，Luo HQ，Zhou WX，et al.The performance of three-sample qualitative

immunochemical fecal test to detect colorectal adenoma and cancer in gastrointestinal outpatients: an observational study.PLoS One，2014，9（9）：e106648.

3. Ou CH，Kuo FC，Hsu WH，et al.Comparison of the performance of guaiac-based and two immunochemical fecal occult blood tests for identifying advanced colorectal neoplasia in Taiwan.J Dig Dis，2013，14（9）：474-483.

4. Terhaar sive Droste JS，Oort FA，van der Hulst RW，et al. Higher fecal immunochemical test cutoff levels: lower positivity rates but still acceptable detection rates for early-stage colorectal cancers.Cancer Epidemiol Biomarkers Prev, 2011, 20(2): 272-280.

（袁思依　整理）

粪便基因检测在结直肠癌筛查中的应用

粪便基因作为一种新的、敏感度较高、特异性中等的无创性结直肠癌标志物，能根据其检测的阳性结果对疑似病例进行进一步检测，可作为筛查诊断结直肠癌的一种重要的辅助手段。研究较多的粪便基因包括 *K-ras* 的突变、*NDRG4* 的甲基化等。多靶点基因联合检测可以进一步提高敏感性，并已有较为成熟的粪便 DNA 提取及检测技术，但尚未真正地应用于临床实践。粪便基因检测对于结直肠癌筛查具有潜在的临床价值。

46. 癌基因突变单独和联合检测效果不同

正常人的肠道上皮细胞持续不断地更新并脱落到肠腔排入粪便中，肠道肿瘤细胞的更新速度更快且具有抗凋亡作用，因此采用适当方法把粪便中脱落的肿瘤细胞中的 DNA 提取出来，检测相关突变基因及表观遗传学标记，可以作为结直肠癌的诊断筛查手段之一。*K-ras* 则是第一个被发现的粪便基因。而粪便基因不止 *K-ras* 一个，*APC* 和 *p53* 中许多基因位点都可以作为结直肠癌筛查中粪便基因的检测位点。将多个基因位点联合检测，则可提高结直肠癌筛查的敏感性。

Ras 基因为原癌基因，其绝大多数突变是 *K-Ras* 基因突变，约占结直肠癌患者的 50%。突变的 *Ras* 基因的蛋白产物持续处于活化状态，因而持续地刺激细胞增殖。肿瘤组织旁的正常上皮细胞中也有 *Ras* 基因突变，说明 *Ras* 突变是结直肠癌发生的早期事件。

腺瘤样结肠息肉基因（adenomatous polyposis coli，*APC*）为抑癌基因，作为结直肠癌的"看门基因"，负责大肠上皮细胞的自稳定，成为结直肠癌发生的限速因子。

我国詹俊等对 84 例患者的粪便 *K-Ras* 基因和 *APC* 基因检测发现，在结肠癌和结肠腺瘤患者粪便中，*K-Ras* 基因的突变率分别为 54.8%、7.7%，*APC* 基因的突变率分别为 51.6%、42.3%。单独采用粪便 *K-Ras* 基因进行结肠癌筛查，敏感性为 54.8%，特异性为 96.2%；单独采用 *APC* 基因检测，敏感性为 51.6%，特导性为 79.2%；二者联合检测，敏感性为 74.2%，特异性为 71.7%。研究发现，单独进行粪便 *K-Ras* 基因突变检测特异性较好，将 *APC* 和 *K-Ras* 联合检测可以提高敏感性，但特异性下降。

47. 基因甲基化是结直肠癌筛查的重要肿瘤标志物

（1）*NDRG4*：为抑癌基因 *NDRG* 基因家族成员，该基因家族在人体多种正常组织中高表达，在某些肿瘤组织中不表达或低表达，低表达可能与启动子高甲基化相关。其基因 5' 端调控区域含有 CpG 岛，在结直肠癌发生发展过程中常常被甲基化。因此，*NDRG4* 基因甲基化被认为是结直肠癌的重要生物学特征。

Melotte 等发现 *NDRG4* 用于粪便样品检测直肠癌的敏感性为 61%，特异性为 93%。赵慧霞等在 84 例结直肠癌患者中发现，癌组织中 *NDRG4* 检出率为 81.0%，癌旁组织检出率为 8.3%，粪便中 *NDRG4* 检测的敏感性为 76.2%，特异性为 89.1%。

粪便样本中的 *NDRG4* 易于采集，稳定性强，不易被降解，重复性及特异性高，使得其有很大可能成为临床诊断的敏感指标。

（2）*p33ING1b*：已被证实是一种新的生长抑制剂和肿瘤抑制基因。该基因在人体多种肿瘤组织如卵巢癌、食管癌、胃癌、神经系统肿瘤及乳腺癌中低表达，低表达则可能与启动子高甲基化相关。

He 等为了研究粪便中 *p33ING1b* 基因甲基化在结直肠癌诊断中的敏感性和特异性，搜集粪便标本 108 例，其中 61 例结直肠癌患者、27 例进展期腺瘤患者和 20 例结肠镜阴性的正常人。结果结直肠癌组中 *p33ING1b* 甲基化阳性检出率为 73.77%；进展期腺瘤组为 62.96%；正常对照组中为 5.00%；而结直肠癌及癌前病变组的特异性为 95%。在病例组中 *p33ING1b* 的敏感性为 73.77%，明显高于 FOBT 的 27.70%。表明在结直肠癌和癌前病变的筛查中，检测粪便中 *p33ING1b* 基因甲基化状态具有潜在的临床应用价值。

（3）*SPG20*：编码 Spartin 一种多功能蛋白，这种蛋白曾被发现参与细胞内表皮生长因子调节。先前的研究已经证实，在结直肠癌发生发展过程中，*SPG20* 启动子区常常被甲基化。

Zhang 等从 96 例结直肠癌手术中切除的癌组织及其术前粪便、30 例健康个体粪便中提取 DNA，检测粪便 *SPG20* 基因甲基化水平，结果在 96 例结直肠癌中，癌组织 *SPG20* 检出率为 85.4%，粪便检出率为 80.2%，特异性为 100%；结直肠癌粪便 *SPG20* 基因甲基化检测结果与组织检测结果一致。说明粪便中 *SPG20* 基因甲基化检测可代替癌组织用于结直肠癌的早期诊断和筛查。粪便 *SPG20* 因其高敏感性及高特异性可作为结直肠癌早期无创性诊断的肿瘤标志物。

（4）*SEPT9*：位于人染色体 17q25.3，含有 17 个外显子，其基因 5' 端调控区域含有 CpG 岛，在结直肠癌发生发展过程中常常被甲基化，高甲基化发生率高达 90% 以上，而相对正常的癌旁和正常结肠组织的高甲基化发生率均在 10% 左右。因此，*SEPT9* 基因甲基化被认为是结直肠癌的重要生物学特征，可作为结直肠癌诊断用的最佳候选生物标志物之一。

Zhao 等从 126 例结直肠癌手术中切除的癌组织、癌旁组织及其术前粪便中提取 DNA，结果显示癌组织 *SEPT9* 甲基化检出率为 84.1%，癌旁组织检出率为 7.9%，结直肠癌粪便 *SEPT9* 基因甲基化检测结果与组织检测结果一致；在各临床分期之间，*SEPT9* 甲基化检出率差异无统计学意义。说明粪便 DNA 的 *SEPT9* 基因甲基化检测可代替癌组织用于结直肠癌的早期诊断和筛查。

（5）*FBN1*：编码结构蛋白 FBN1。在结直肠癌发生发展过程中常常被甲基化。因此，*FBN1* 基因甲基化被认为是结直肠癌的重要生物学特征，可能作为结直肠癌诊断用的最佳候选生物标志物之一。

Guo 等研究发现，在 75 例结直肠癌中，癌组织 *FBN1* 检出率为 78.7%，癌旁组织检出率为 4.0%，粪便检出率为 72.0%，健康个体粪便检出率为 6.7%，特异性为 93.3%；结直肠癌粪便 *FBN1* 基因甲基化检测结果与组织检测结果一致；在各临床分期之间，*FBN1* 甲基化检出率差异无统计学意义。说明粪便 *FBN1* 甲基化异常可作为结直肠癌早期诊断的肿瘤标志物。

上述介绍的几种基因为近几年新报道的粪便标志物，除了上述介绍的几种粪便标志物，还有很多已被试验证实的其他生物标志，包括：*GATA4*、*HIC1*、*ITG4*、*OSMR*、*TFPI2*、*ESR1*、*SLIT2*、*PHACTR3*、*3OST2* 和 *MGMT*。这些基因检测结肠癌的敏感性为 38% ～ 89%，特异性为 79% ～ 100%。

48. 粪便 miRNA 检测在结直肠癌筛查中有一定的作用，目前尚未得到真实临床情境下的严格评价，需要继续进行相关研究来进一步探索和完善

miRNA 是一种非编码调控 RNA，在细胞的增殖、分化、凋亡等生命过程中起到重要的调控作用。国外研究表明，miRNA 在结直肠癌中广泛表达。Cummins 大规模检测 miRNA 表达谱后提出了一些 miRNA 与结直肠癌的发生过程密切相关，截至目

前，共发现 35 种在结直肠癌细胞中上调或下调表达的 miRNA。目前已有研究发现，检测患者粪便中 miRNA 含量可以作为诊断结直肠癌及息肉的生物标记物之一。

粪便 miRNA 的检测起始于 Ahmed 等突破性尝试对粪便样本处理、miRNA 提取及定量分析方法进行优化，其首次提出粪便 miRNA 可以用作结直肠癌生物标记物。随后，一种更简化的不需要提取 RNA 而直接分析粪便胞外 miRNA 的检测方法被开发并应用。

Koga 等发现粪便 miRNA（miR-17-92cluster、miR-21、miR135a 和 miR135b）检出远端和近端结直肠癌的敏感性分别为 81.5% 和 52.9%。Wu 等评价了结直肠癌和肠息肉患者粪便中 miR-21 和 miR-92a 检测的敏感性和特异性，发现结直肠癌患者粪便中 miR-21 和 miR-92a 的表达均明显升高，肠息肉患者粪便中 miR-92a 明显升高。粪便 miR-92a 对结直肠癌的敏感性为 71.6%，对息肉的敏感性为 56.1%，特异性为 73.3%，明显优于粪便 miR-21，同时发现切除结肠肿瘤或进展期息肉后 miR-92a 水平明显降低。该研究初步探索了检测粪便 miRNA 应用于诊断结直肠癌及息肉的可行性及价值。但粪便 miRNA 这一检查方法目前尚未得到真实临床情境下的严格评价，需要继续进行相关研究来进一步探索和完善。

49. 粪便多基因联合检测在结直肠癌筛查中可提高检测的敏感性和特异性

为了进一步提高粪便基因检测对于结直肠癌筛查的敏感性，可以将多个基因突变或甲基化位点联合检测。

目前投入商业应用的只有一种粪便 DNA 检测（stool DNA test，sDNA）方法，是一种多位点检测板，包括 21 种点突变（包括 *K-Ras*、*APC*、*p53* 基因）、一个 BAT-26（一种微卫星不稳定性的标记）的探针和一个 DIA（DNA 完整性分析，DNA integrity analysis）标记。该种检测方法的原型是第一代检测方法（version 1.0），2004 年一项大规模横断面研究发现第一代 sDNA 检测可以发现 52% 的结直肠癌，但只能检测出 18% 的进展期肿瘤。此后，检测手段得以修正，标本处理和保存方面的技术得以更新，发展出第二代检测方法（version 1.1）。2007—2008 年横断面研究表明，粪便 DNA 检测对结直肠癌的敏感性高达 87%，对进展期肿瘤的敏感性高达 40%。2012 年 Ahlquist 等的研究表明，在特异性为 90% 时，第二代 sDNA 可以检测出 85% 的结直肠癌及 54% 的直径 ≥ 1cm 的腺瘤，对非转移的结直肠癌（Ⅰ～Ⅲ期）的检出率可高达 87%，影响检出率的因素为肿瘤的大小而非部位。

Thomas 等在对美国 9989 人的大规模结直肠癌筛查中采用多靶点粪便基因联合筛查，对粪便 DNA 的检测包括 *K-Ras*、*NDRG4* 和 *BMP3* 的甲基化和 β-actin。筛查结果发现粪便基因检测的敏感性对于结直肠癌高达 92.3%，对于进展期腺瘤为

42.4%，对于息肉为 69.2%，均高于便隐血检测的敏感性，对结直肠癌的特异性为 89.8%。

参考文献

1. Slattery ML，Wolff E，Hoffman MD，et al.MicroRNAs and colon and rectal cancer: differential expression by tumor location and subtype.Genes Chromosomes Cancer，2011，50（3）：196-206.

2. Lin M，Chen W，Huang J，et al.MicroRNA expression profiles in human colorectal cancers with liver metastases.Oncol Rep，2011，25（3）：739-747.

3. Wu CW，Ng SS，Dong YJ，et al.Detection of miR-92a and miR-21 in stool samples as potential screening biomarkers for colorectal cancer and polyps.Gut，2012，61（5）：739-745.

4. Imperiale TF，Ransohoff DF，Itzkowitz SH，et al.Multitarget stool DNA testing for colorectal-cancer screening.N Engl J Med，2014，370（14）：1287-1297.

5. Wang X，Kuang YY，Hu XT.Advances in epigenetic biomarker research in colorectal cancer.World J Gastroenterol，2014，20（15）：4276-4287.

6. 王裴，张明鑫，张超，等 . 粪便 DNA 甲基化检测在结直肠癌早期诊断中的研究进展 . 现代肿瘤医学，2015，23（6）：874-880.

（袁思依 整理）

外周血相关基因检测在结直肠癌筛查中的应用

外周血中循环肿瘤 DNA（circulating tumor DNA，ctDNA）是一类源于肿瘤细胞的双链 DNA 片段，研究证实肿瘤患者 ctDNA 所携带的肿瘤基因组信息与肿瘤组织具有良好的一致性。随着 ctDNA 检测方法的完善，外周血基因检测成为结直肠癌早期诊断的方法之一。目前投入应用的是对外周血中编码胞裂蛋白 9（Septin9）基因甲基化的检测，对结直肠癌具有较高的敏感性和特异性，并且随着第二代检测技术的出现，对结肠癌的敏感性进一步增加。作为"液体活检"新手段，外周血基因检测在结直肠癌诊疗领域具有广阔应用前景，不仅可应用于早期诊断，也有助于疗效监测、预后判断、靶向治疗适应证的评估。

50. Septin9 是一种有价值的结直肠癌筛查工具，与 FIT 联合检测有助于进一步提高结直肠癌和腺瘤的检出率

近年来有研究表明，DNA 甲基化状态改变与结直肠癌的发生发展关系密切，并且贯穿整个肿瘤发生发展过程；业已发现多个基因的异常高甲基化在结直肠癌中频繁发生。因此，DNA 甲基化的异常有望作为结直肠癌早期诊断的分子标志物。

编码胞裂蛋白 9（Septin9）基因在结直肠癌发生发展过程中常常被甲基化，高甲基化发生率高达 90% 以上，而相对正常的癌旁和正常结肠组织的高甲基化发生率均在 10% 左右。在结直肠癌细胞中，*SEPT9* 基因 V2 转录本启动子区域特定位点的胞嘧啶会发生异常甲基化，而健康者则不会发生，因而为结直肠癌筛查提供了一种理想的甲基化分子标志物。

该基因于 2008 年首次从 53 个分子标志物筛选出，用于结直肠癌早期筛查，2016 年 4 月已被 FDA 批准为第一个结直肠癌血液检测试剂。多项研究证实，由于肿瘤细胞凋亡和坏死，其 DNA 被释放入外周血，在外周血中可检测到异常甲基化的 *SEPT9* 基因，用该方法筛查结直肠癌有较高的敏感性和特异性。

在 *SEPT9* 甲基化与结直肠癌的早期研究中，Grutzmann 等与 Warren 等对不同分期结直肠癌患病人群开展回顾性研究，对比血浆 ctDNA 中甲基化 *SEPT9* 基因水平，结果显示 *SEPT9* 基因异常甲基化对结直肠癌诊断的敏感性为 72%～90%，特异性

为 88%～90%。最近一项大规模、多中心、前瞻性的结直肠癌Ⅰ期临床筛查试验，从定期行结肠镜检查的患者中招募了超过 7900 例志愿者，其中 53 例检查发现患有大肠癌，外周血游离 DNA 中 *SEPT9* 基因异常甲基化在无症状结直肠癌患者中作为筛查诊断试验的敏感性仅为 48.2%，特异性为 91.5%。两者诊断效价的不同可能归因于研究纳入样本人群的差异。以上研究表明，血浆 ctDNA 中 *SEPT9* 基因异常甲基化检测在结直肠癌筛查或诊断中的价值还是非常令人鼓舞的。

投入商业应用的第一代外周血游离 *SEPT9* 基因甲基化检测，在结直肠癌诊断的敏感性达 70% 以上，特异性高达 90% 以上；目前第二代 *SEPT9* 检测技术 EpiproColon 2.0 敏感性更高，可达 92%，并且对于早期结直肠癌（Ⅰ期或Ⅱ期）的敏感性也达 77%。外周血中 *SEPT9* 的检测方法对于结直肠癌的检出率与患者性别、年龄和肿瘤部位无关，更具稳定性。更进一步 *SEPT9* 甲基化检测也被用于结直肠癌术后随访，检测肿瘤的复发情况。

我国的研究中也发现，通过外周血甲基化 *SEPT9* 基因单独或联合粪便免疫化学试验（FIT）筛查，得出其单独检测敏感性为 80.0%，特异性为 95.3%，联合检测敏感性为 97.8%，特异性为 52.9%。更加证实了，外周血甲基化 *SEPT9* 是一种有价值的结直肠癌筛查工具，与 FIT 联合检测有助于进一步提高结直肠癌和腺瘤的检出率。

51. 外周血游离 DNA 的含量和完整性在结直肠癌筛查中具有重要意义

DNA 中 ALu 序列属于短分散重复序列家族，占基因组的 10%。由凋亡细胞释放的外周血游离 DNA 短片段，长度为 185～200bp，而非细胞凋亡所产生的 DNA 多呈现长度多样化，以长链 DNA 为主。基于 ALU 聚合酶链反应（ALU. polymerase chain reaction，ALU-PCR），通过检测血浆 ALU 重复序列可间接反映 DNA 含量，而游离 DNA 完整性指数（fcell-free integrity，CFDI），可通过 ALU 长、短片段含量的比值（247bp/115bp）确定。近年来，血浆 ALU 序列含量及 CFDI 在结直肠癌、乳腺癌、急性白血病等多种肿瘤中得到广泛研究，提示其在肿瘤诊断中具有潜在的应用价值。

2013 年，da Silva Filho 等对 27 例非手术结直肠癌患者、33 例术后结直肠癌患者以及 33 名健康对照者进行研究，结果显示，手术组血浆 CFDI 均值（0.08）显著大于健康对照组（$P < 0.01$），并且非手术组与健康对照组（$P=0.019$）、手术组与非手术组（$P=0.005$）以及手术组与健康对照组（$P=0.043$）血浆 CFDI 差异均有统计学意义。同样，Leszinski 等的研究亦表明 ctDNA 的完整性在结直肠癌的诊断中具有重要价值。

52.SNP 基因检测有利于在早期发现具有结直肠癌易感性的高危人群

单核苷酸多态性（single nucleotide polymorphism，SNP）已成为第三代基因遗传标志。目前有研究表明，许多基因的单核苷酸多态性与结直肠癌的遗传易感性相关。研究发现以下代谢酶基因突变及位点可能与结肠癌发病风险相关：*FXR/NR1H4*、*VDR*、*GSTP1*、*CYP24A1*、*CYP27B1*。通过对结肠镜检查人群的外周血标本进行代谢酶多态性检测，提取外周血 DNA，采用质谱法进行检测上述与结肠癌发病密切相关的代谢酶基因位点的单核苷酸多态性（SNP）。通过统计学分析发现，*NR1H4/FXR* 基因的 rs56163822、rs7138843 两个位点检测结果存在显著差异（$P < 10^{-9}$），rs56163822 allele T 及 rs7138843 allele A 较正常人碱基频率显著升高，而 rs35724 位点的基因型 CC + CG 存在显著差异。*CYP24A1* 基因中，*rs4809957 A/G* 和 *rs6068816 C/T* 的基因型和等位基因在疾病组与对照组间的分布差异均具有显著统计学意义（$P < 10^{-9}$）。*rs6091822 G/T* 中，GG 基因型患病风险较低，差异有统计学意义（$P < 10^{-9}$），但 T 等位基因与 G 等位基因的基因频率在疾病组与对照组间无显著差异，提示纯合时 G 等位基因才能起到保护作用。*rs8124792 G/A* 中，患病组 A 等位基因频率显著高于对照组，患病组 AA + AG 基因型频率显著高于对照组。

这些研究结果都提示，结直肠癌患病人群与正常人群相比，可能存在某些特定基因位点的 SNP 改变。也就是说特定基因位点的 SNP 可能与结直肠癌的遗传易感性相关。通过进一步的研究发现这些相关的基因位点，有利于在早期发现具有结直肠癌易感性的高危人群，加强结直肠癌的筛查和监控，减少疾病的发生率和死亡率。这也符合精准医疗的要求和目标。

参考文献

1. Yörüker EE，Özgür E，Keskin M，et al.Assessment of circulating serum DNA integrity in colorectal cancer patients.Anticancer Res，2015，35（4）：2435-2440.

2. Leszinski G，Lehner J，Gezer U，et al.Increased DNA integrity in colorectal cancer.In Vivo，2014，28（3）：299-303.

3. Madhavan D，Wallwiener M，Bents K，et al.Plasma DNA integrity as a biomarker for primary and metastatic breast cancer and potential marker for early diagnosis.Breast Cancer Res Treat，2014，146（1）：163-174.

4. da Silva Filho BF，Gurgel AP，Neto MÁ，et al.Circulating cell-free DNA in serum as a biomarker of colorectal cancer.J Clin Pathol，2013，66（9）：775-778.

5. Warren JD，Xiong W，Bunker AM，et al.Septin 9 methylated DNA is a sensitive and specific blood test for colorectal cancer.BMC Med，2011，9：133.

6. Church TR，Wandell M，Lofton-Day C，et al.Prospective evaluation of methylated SEPT9 in plasma for detection of asymptomatic colorectal cancer.Gut，2014，63（2）：317-325.

7. Molnár B，Tóth K，Barták BK，et al.Plasma methylated septin 9: a colorectal cancer screening marker.Expert Rev Mol Diagn，2015，15（2）：171-184.

（袁思依　整理）

如何提高高危腺瘤检出率

53. 腺瘤检出率是评估结肠镜检查作为结肠癌筛查和预防效果的重要参考依据

腺瘤检出率（adenoma detection rate，ADR）是指操作者对年龄 ≥ 50 岁、结肠癌一般风险水平且无症状的患者行结肠镜筛查，在肠道准备充分、结肠检查完整的前提下，发现至少 1 例组织学确诊为腺瘤的比例。腺瘤检出率是评估结肠镜检查作为结肠癌筛查和预防效果的重要参考依据。

ADR 统计的是一位医生所做符合入组标准的肠镜病例中至少检出一个腺瘤的病例所占的比，并没有具体统计检出腺瘤数和漏检率，但高的 ADR 与低的腺瘤漏检率、低的结直肠癌死亡率平行。ADR 是评价医生肠镜操作对腺瘤检出的效果最简单和有效的指标。

此外，依据目前的指南，如果患者在结肠镜检查中未发现腺瘤，下一次结肠镜检查可能在 5 至 10 年后；而如果肠镜检查检出至少一个腺瘤，则需在 6 个月至 1 年后复查肠镜，这更加证实了腺瘤检出率对结肠镜结肠癌筛查有效性的评价具有很强的意义。校正混杂因素后，腺瘤检出率每增加 1%，间期癌症的风险便降低 3%，致命性大肠间期癌风险降低 5%。目前，我国指南要求结肠癌、结肠息肉筛查的腺瘤检出率不低于 20%（男性不低于 25%，女性不低于 15%），但这个标准可能偏低。

ADR 受诸多因素的影响，包括肠道准备情况、患者人群及其息肉的特征、退镜时间、盲肠插镜率、操作者的专业背景和经验、医院的水平和规模、辅助观察及成像方法等。本节主要讨论可在临床工作中通过改变操作方式得到提高的因素。

54. 高危腺瘤风险随腺瘤个数的增多和患者年龄的增大而增加

高危腺瘤又称进展期腺瘤，指满足以下至少 1 条标准的腺瘤：①直径 ≥ 10mm；②绒毛状成分 > 25%；③高度不典型增生或瘤变。此外，腺瘤数量 ≥ 3 个也是结肠癌发病率增高的危险因素。腺瘤性息肉均为不典型增生，癌变腺瘤均伴中 - 高度不典型增生，说明腺瘤性息肉经低度不典型增生 - 高度不典型增生 - 癌的途径发生癌变，过程需 7 ～ 10 年。高度不典型增生包括原位癌和黏膜内癌，因黏膜固有层无淋巴管，故不会发生转移，但进展为浸润性癌的速度和风险增高。直径 > 10mm 的腺瘤表现出绒毛状成分或高度不典型增生的比例为 20% ～ 30%，远大于微小腺瘤（< 5mm）中的 1% ～ 2%；大腺瘤切除术后 5 年后复查

出高度不典型增生的比例约为 15.5%，是小腺瘤的 2 ～ 5 倍。绒毛状成分＞ 25% 的腺瘤 5 年后出现高度不典型增生的比例约为 16.8%。

综合三项因素，高危腺瘤的年均癌变率为 2.6% ～ 5.6%，发生结直肠癌的相对风险为 3.5 ～ 6.5，风险随高危腺瘤个数的增多和患者年龄的增大而增加；而 1 ～ 2 个小管状腺瘤，即低危腺瘤，发生结直肠癌的风险没有显著增加。

55. 肠道准备对腺瘤检出率有重要作用

（1）肠道准备的评价标准：结肠镜作为筛查结肠癌及腺瘤性息肉的重要手段，其诊断的敏感性和准确性很大程度上取决于肠道清洁的质量。理想的肠道应能短时间内排空结肠的粪便和食物残渣，使结肠尽可能清洁，同时不引起肠黏膜的改变、不引起水电解质紊乱、不引起患者不适而导致依从性下降，价格合理。

肠道准备的清洁程度是腺瘤检出率的重要影响因素。肠道准备不充分时，腺瘤检出率显著下降，漏检率显著升高。结肠镜检查报告应记录肠道准备质量。高质量的结肠镜检查肠道准备良好或一般的比例应＞ 85%。

我国常用的国际上公认的肠道准备的清洁度效果评分量表为 Boston 量表，要求内镜医生进镜时尽可能冲洗、吸引，清洁肠道，评价退镜时结肠黏膜显示的情况，按照最差-清洁分为 4 级。并将结肠分成 3 段（直肠-乙状结肠、横-降结肠、升结肠-盲肠）分别打分（0 ～ 3 分），其中 0 分：结肠尚未准备好，因有不能清除的固体粪便而不能看见黏膜；1 分：能看到结肠段的部分黏膜，但结肠段的其他区域因其他颜色的物质、残留粪便和（或）不透明液体而看得不太清楚；2 分：结肠内有少量残余的其他颜色物质、小块粪便和（或）不透明液体，但结肠段大部分黏膜均显示清楚；3 分：结肠段整个黏膜均显示清楚，无残余的其他颜色物质、小块粪便和（或）不透明液体。总分 0～9 分，≥6 分为充分。Boston 量表评分说明详尽，因而在观察者内部和观察者间有良好的稳定性。

此外，我国临床上常用四级评分法对肠道准备进行评价，Ⅰ级：肠道无粪渣，消化液清亮，视野清晰；Ⅱ级：肠道少量粪渣或潴留较多清澈消化液；Ⅲ级：肠道较多粪渣或潴留较多消化液，视野模糊影响观察；Ⅳ级：肠道堆积糊状便或混浊粪水，严重影响观察。其中Ⅰ级、Ⅱ级为肠道清洁。

国际常用的其他量表还有 Aronchick 量表、Ottawa 量表、Harefield 清洁评价量表等。这些量表的评价为肠道准备充分的人群均对应更高的腺瘤检出率和更低的腺瘤漏诊率。

（2）饮食在肠道准备中的重要作用：目前我国指南推荐肠道准备前 1 天开始低纤维（少渣）饮食，对于饮食限制的时间不建议超过结肠镜检查前 24 小时。低纤维固体饮食包括精米面、嫩肉、鸡蛋、乳制品等，这些食品可以在小肠内消化溶解，容易与肠道准备药物一起被清洗。也有一些中心的指南推荐肠道准备前 1 天限透明流质饮食，包括茶水、果汁、果冻等。清流食与低纤维饮食相比，可减少患者肠镜检查的意愿、降低患者肠道准备依从性、增加患者对肠道准备药物不能耐受的情况，而且肠道准备效果的评分反而更低。检查前 5 天不宜服用铁剂，以避免肠道内残留黏稠不易冲洗的粪渣。一些中心推荐在结肠镜检查前 5 天行低纤维饮食，但由于少量残渣可以在进镜时冲洗、吸引干净，没有证据表明提前 5 天限制饮食可以提高退镜时肠道的清洁度。

（3）肠道准备的药物与使用方法：目前我国和国际指南均推荐首选聚乙二醇电解质等渗溶液（PEG）进行肠道准备。PEG 为容积性泻剂，肠道准备清洁效果好，且不造成水、电解质紊乱。PEG 的不足在于即使采用分次给药的方式，也需要在 1 小时内服用 1 ～ 2L 的药品。使用不含硫酸钠的 PEG 新剂型（SF-PEG），气味及口味有所改善，患者耐受性及安全性更好，有助于肠道准备的完成。目前研究认为与单一给药相比，分次给药肠道准备效果更好，达到充分准备的比例更高，腺瘤检出率提高，尤其广基锯齿状息肉的检出率可提高 4 倍以上。分次给药患者耐受度亦显著优于单次给药，排便持续时间和强度更低，夜间因便意醒来次数更少，睡眠质量更高，恶心、呕吐及便失禁的发生率更低，患者愿意再次采用同样肠道准备方法行肠镜检查的意愿更高。此外，可在给药时同时应用祛泡剂，如西甲硅油，以减少肠中泡沫，防止泡沫遮挡黏膜，造成腺瘤漏诊。对于慢性便秘的患者，可以在正式肠道准备前 2 ～ 3 天服用缓泻剂，或服用 PEG 的同时加服促胃肠动力药。

56. 减少小息肉的漏诊需要注重细节

小息肉指直径＜10mm，甚至直径＜5mm 的结肠息肉。尽管结肠息肉越小，增生性息肉的比例越高，高危腺瘤的比例越低，但是＜10mm 的息肉中亦有约60%为腺瘤性息肉，其中0.6%为高危腺瘤。小息肉、平坦、凹陷型息肉（如广基锯齿样息肉）在结肠镜下易隐藏于皱褶中而被忽略，而 CT 结肠成像等替代检查更加难以发现，因而发生率可能被低估，且容易漏诊，造成筛查后的结肠癌发病。因此，降低小息肉和平坦型息肉的漏诊率，对提高高危腺瘤检出率、减少结肠镜检查后的间期癌发病率和死亡率、提高结肠镜检查的效果具有重要意义。

通过同日进行两次结肠镜检查（串联结肠镜检查）的研究，统计息肉或腺瘤的漏诊率，可以发现小腺瘤的漏诊率高于大腺瘤十数倍。任意大小息肉的总体漏诊率为 22%，10mm 及更大腺瘤的漏诊率为 2%，5～10mm 腺瘤的漏诊率为 13%，＜5mm 腺瘤的漏诊率为 25%。由于一些小的息肉和可能因为位置或特性而很难发现，可能会在初次和随后的结肠镜检查中都漏诊，因此重复行结肠镜检查所得到的漏诊率与真实的漏诊率相比会显著偏低。通过对结肠癌患者的研究，发现规律结肠镜检查后诊断的结直肠癌病例中，病灶更小、更平坦的可能性更大，这也提示了小息肉中存在高危腺瘤，结肠镜检查不应仅着眼于提高总体的腺瘤检出率和大腺瘤的查找。结肠镜操作者致力于降低小息肉漏诊率，对于提高高危腺瘤检出率具有重要意义。

　　除良好的肠道准备、操作者经验、认真细致的观察外，还可通过一些结肠镜检查的新技术来降低小息肉漏诊率。例如，内镜头部安装透明帽有助于平整皱襞，稳定黏膜，扩大视野，可缩短插镜时间，提高达盲率，对于提高小腺瘤检出率，尤其是减少＜ 5mm 的微小息肉漏诊率有显著意义。第三只眼全结肠内镜的导管可自动回转 180°，面向内镜远端并锁定，使操作者能够在内镜回撤时前后翻转观察结肠。全视野结肠镜镜头前端和两侧均有高清摄像头，视野可达到 245°～ 330°。上述两项技术均证实可显著减少皱襞内小腺瘤的漏诊率，但成本较高。此外，为防止结肠镜在皱襞处滑脱、辅助固定结肠镜以达到足够的观察时间，可使用球囊辅助内镜，即在内镜顶端安装可调节内压的球囊，可辅助将内镜固定于皱襞处。研究证明，由于右半结肠具有深大皱襞结构，此方法尤其可提高右半结肠小息肉的检出率。

　　高清内镜不但可提高肠镜图像的分辨率，且可以增强小息肉与正常黏膜的对比度，有助于发现小的息肉。但高清内镜的缺点在于相应的视野范围较小，且亮度不足。高清内镜可联合窄带成像，通过增强对黏膜内血管和腺管开口的显像，增强小息肉的检出率，并可以提高对黏膜、增生性息肉及小腺瘤的鉴别；高清内镜亦可与染色内镜技术结合，通过在黏膜喷洒染料，提高对息肉的辨识。自发荧光显像通过短波光源激发黏膜发出荧光，接收光源信号后以假色显示于屏幕。病变的黏膜荧光波长不同，可予以辨别。然而，由于目前的技术局限，染色内镜对降低小息肉漏诊率的贡献尚有争议，可能影响程度尚不及医生是否经验丰富。内镜医生努力提高自身能力和细致程度，将提高小腺瘤检出率作为努力的目标，对于提高结肠镜的防癌筛查效果十分有必要。

57. 退镜时间是提高腺瘤检出率的重要因素

结肠镜退镜时间指达到回盲部后，退镜过程检查时间的长短，不包括息肉切除等治疗时间。退镜时间与结肠息肉、腺瘤、锯齿状息肉的检出率均相关。退镜时间越长，医师越容易认真充分地对肠道进行全面细致地观察，从而提高病变检出率。然而，到达一定阈值后，过长的检查时间并不能进一步明显提高检出率，反而同时增加时间成本和不良事件的风险，增加患者痛苦。因此，从效用上来讲，应当推荐一个合适的退镜时间值，在保证充分的检出率的同时，最大限度地降低医患负担。

近来的研究证据支持结肠镜退镜时长为 9 分钟时，结肠腺瘤和息肉的检出率最高。因此目前结肠镜退镜时间推荐为 6 ～ 10 分钟，至少为 6 分钟。与平均退镜时间＜ 6 分钟的结肠镜医师相比，退镜时间＞ 6 分钟者的瘤变检出率可提高一倍（11.8% *vs.* 28.3%）。在检查时长超过 6 分钟时，每延长 1 分钟，结肠腺瘤和锯齿状息肉的检出率分别提高 50% 和 77%，检查时长至少为 9 分钟时，可将结肠腺瘤和锯齿状息肉的检查率分别提高 3.8% 和 2.4%，其中结肠锯齿状息肉的检出率改善幅度将近 30%（9.5%）。

58. 息肉的部位与息肉检出率相关

在不同研究中，右半结肠及盲肠、阑尾部的腺瘤占全部腺瘤的 12% ～ 30%，并随患者年龄的增长而增高，且这一比率可能因右半结肠息肉的检出率偏低而被低估。但右半结肠息肉中小息肉的比例更高，增生性息肉较多，这种特性使得早年人们低估了右半结肠息肉检出和切除在结肠癌筛查中的重要性。

在结肠镜检查后的结肠癌病例中，右半结肠癌的比例高达53%，远高于结肠癌筛查中右半结肠腺瘤所占的 30%。结肠镜检查对右半结肠腺瘤的检出率不及左半结肠，在预防右半结肠癌症上的效果明显不及左半结肠。结肠镜筛查降低了左侧结肠癌 84%的风险，但只减少右侧结直肠癌发生率的 56%。以上均说明，提高右半结肠息肉的检出率，比过去认为的更具有意义。

右半结肠息肉相对较小、较平，且右半结肠具有深大的皱襞结构，不利于结肠镜全视野检查。因此右半结肠息肉的遗漏率明确高于左半结肠。临床结肠镜筛查过程中应注意仔细观察右半结肠，延长退镜时间，同时借助于相关内镜技术，如第三只眼全结肠内镜、全视野结肠镜等，提高右半结肠息肉的检出率。此外，还有节段性退镜等有待验证的方法，可致力于提高右半结肠腺瘤的检出率。

参考文献

1. 中华医学会消化内镜学分会，中国抗癌协会肿瘤内镜学专业委员会．中国早期结直肠癌筛查及内镜诊治指南（2014年，北京）.胃肠病学，2015，32（6）：345-365.

2. 中华医学会消化内镜学分会.中国消化内镜诊疗相关肠道准备指南.中国实用内科杂志，2013，33（9）：705-707.

3. Rex DK，Schoenfeld PS，Cohen J，et al.Quality indicators for colonoscopy.Am J Gastroenterol，2015，110（1）：72-90.

4. Rembacken B，Hassan C，Riemann JF，et al.Quality in screening colonoscopy: position statement of the European Society of Gastrointestinal Endoscopy（ESGE）. Endoscopy，2012，44（10）：957-968.

5. US Preventive Services Task Force，Bibbins-Domingo K，Grossman DC，et al.Screening for Colorectal Cancer: US Preventive Services Task Force Recommendation Statement.JAMA，2016，315（23）：2564-2575.

6. ASGE Standards of Practice Committee，Saltzman JR，Cash BD，et al.Bowel preparation before colonoscopy.Gastrointest Endosc，2015，81（4）：781-794.

7. Parmar R，Martel M，Rostom A，et al.Validated Scales for Colon Cleansing: A Systematic Review.Am J Gastroenterol，2016，111（2）：197-204；quiz 205.

8. Dik VK，Moons LM，Siersema PD.Endoscopic innovations to increase the adenoma detection rate during colonoscopy.World J Gastroenterol，2014，20（9）：2200-2211.

9. Laiyemo AO，Doubeni C，Sanderson AK 2nd，et al.Likelihood of missed and recurrent adenomas in the proximal versus the distal colon.Gastrointest Endosc，2011，74（2）：253-261.

10. Hewett DG，Rex DK.Miss rate of right-sided colon examination during

colonoscopy defined by retroflexion: an observational study.Gastrointest Endosc，2011，74（2）：246-252.

11. Kumar S，Thosani N，Ladabaum U，et al.Adenoma miss rates associated with a 3-minute versus 6-minute colonoscopy withdrawal time: a prospective，randomized trial.Gastrointest Endosc，2016. pii: S0016-5107（16）30811-30812.

（董一凡　整理）

结直肠癌的序贯筛查方案

59. 结直肠癌序贯筛查适合我国国情

结直肠癌筛查可分为两大类：一类是"直接筛查法"，即直接对所有筛查对象诊断性筛查，一般采用结肠镜或乙状结肠镜；第二类是"序贯筛查法"，也称"二步筛查法"，即先初筛确定高危人群，然后再对高危人群行诊断性筛查。

直接筛查法直接用结肠镜筛查检出率相对低，费用高昂，但其敏感性高，较少漏诊，多用在发达国家。序贯筛查法仅对高危人群检查结肠镜，筛查命中率（阳性预测值）会明显提高，可以减少结肠镜检查费用、提高筛查人群的依从性，并节约筛查成本。

序贯筛查法中高危人群初筛的方法非常关键，其方法的敏感性和阳性预测值直接影响诊断性筛查的效率。目前常用的高危人群初筛方法有高危因素问卷、便隐血检测等。

美国癌症学会的技术方案中对直接筛查法和序贯筛查法均做

了推荐。而我国人口众多，筛查目标人数巨大，如采用结肠镜直接筛查法，可致结肠镜应检人群庞大，现有卫生资源难以满足筛查的需要，因此我国适合采用序贯筛查法，即通过初筛确定高危人群，随后对高危人群行全结肠镜诊断性筛查的方法，可节约大量人力、物力。目前，我国的筛查技术方案主要采用了高危因素问卷调查和免疫法大便隐血作为初筛，结肠镜作为诊断性筛查的序贯筛查方法。

60. 结直肠癌筛查的问卷调查对受筛群众起到了一定的健康教育作用

问卷调查是指采用提问-回答形式调查受访者是否存在结直肠癌高危因素的方法。高危因素问卷调查是一种简单而经济的筛查方法，具有操作简便和成本低的特点。目前我国和日本都在结肠癌筛查中采用了问卷调查法。美国癌症协会的结直肠癌筛查指南未采用问卷调查法，但其将结直肠癌筛查目标人群分为一般人群、风险增高人群和高危人群。我国的问卷调查表中包含了美国癌症协会风险增高人群和高危人群的大部分内容。问卷调查在我国大肠癌筛查中的采用，补充了当前基层卫生服务个人病史档案的不足，筛选出了大肠癌高危人群，同时面对面地提问解答对受筛群众起到了一定的健康教育作用。研究证实，基于流行病学病例-对照研究的结直肠癌高危因素调查，可帮助确定结直肠癌高风险人群，进而发现早期结直肠癌及癌前病变。

61. 目前应用的结直肠癌筛查问卷介绍

（1）基于高危因素问卷调查和便隐血的结直肠癌序贯筛查方案：我国 20 世纪 90 年代初以浙江大学肿瘤研究所郑树教授为首建立了两步法结直肠癌序贯筛查方案：首先以高危因素问卷和免疫法便隐血试验（FOBT）为初筛，问卷或 FOBT 其一为阳性者作为高危人群，推荐其行结肠镜检查予以明确。具体筛查方案为：针对 40 ～ 74 岁人群，行 FOBT 及"结直肠癌筛查高危因素量化问卷"调查。"结直肠癌筛查高危因素量化问卷"的内容包括：①一级亲属有结直肠癌病史。②本人有癌症或肠息肉史。③具有以下两项及两项以上者：a. 慢性腹泻；b. 慢性便秘；c. 黏液血便；d. 慢性阑尾炎；e. 慢性胆道疾病；f. 精神刺激史。（其中慢性腹泻指近 2 年来腹泻累计持续超过 3 个月，每次发作持续时间在 1 周以上；慢性便秘指近 2 年来便秘每年在 2 个月以上；不良生活事件史必须发生在近 20 年内，并在事件发生后对调查对象造成较大精神创伤或痛苦）。上述问卷调查的三项中有一项为阳性，或 FOBT 为阳性者，即为高危人群，高危人群推荐行结肠镜检查以明确。

该方案先后在海宁、嘉善、杭州、哈尔滨、上海等地开展了大规模人群筛查，取得了良好的社会效益，目前已在全国 15 个城市或地区推广应用。浙江省嘉善县针对 2607 名从自然人群中招募的研究对象应用该方案进行结肠癌筛查，计算出筛查方案有较高的灵敏度和特异度，对结直肠癌、进展期腺瘤、非进展期腺瘤的灵敏度分别为 70.0%、57.6%、36.5%，特异度分别为 68.7%、69.2%、68.9%，证实了其具有较为理想的筛查效力和较高的成本效益比。近期有研究在北京地区健康体检人群中验证了该序贯筛查方案的应用价值，结果表明，高危组结直肠息肉和癌检出率为 37.43%，低危组结直肠息肉和癌检出率为 18.64%，差异有统计学意义，证实采用高危因素问卷联合粪便隐血检测为初筛的方案明确提高了结肠息肉和癌的检出率，可以有效地筛查出结直肠癌高危人群。

此方案被中华人民共和国国家卫生和计划生育委员会、全国癌症早诊早治项目专家组、中国癌症基金会推荐为《全国结直肠癌筛查和早诊早治技术方案》，方案已在全国 13 省 15 个项目点推广使用，年筛查覆盖人口 300 余万。

但该高危因素问卷也存在一定的不足：第一，高危因素问卷中包括黏液血便等很多临床症状，已经属于肿瘤的报警症状，本应行结肠镜检查，不适用于针对无症状人群的筛查，仅可以作为肿瘤早期诊断的指标；第二，问卷中对于重大精神刺激史的定义过于笼统，缺乏统一的判定标准；第三，目前多项研究证实的结直肠癌的高危因素如肥胖、吸烟、大量红肉摄取等未体现在该高危问卷中；第四，高危组中仍有大部分人结肠镜检查阴性，说明对高危人群浓缩不足，仍有部分人群接受了不必要的肠镜检查，造成了医疗资源的浪费。因此，该高危因素问卷调查方案还有很大优化的空间，通过改良可进一步浓缩高危人群，提高筛查效力。

（2）亚太地区结直肠癌评分系统：亚太地区结肠癌筛查评分（Asia-Pacific Colorectal Screening score，APCS 评分）是 2011 年由香港中文大学 Sung 教授提出的应用于亚洲无症状人群的结肠癌筛查方案，用于预测进展期结直肠新生物（advanced colorectal neoplasia，ACN）的风险。进展期结直肠新生物包括结直肠癌和结直肠进展期腺瘤，具备以下 3 项条件之一者即为进展性腺瘤：①息肉或病变直径≥ 10mm；②绒毛状腺瘤，或混合性腺瘤中绒毛样结构＞ 25%；③伴高级别上皮内瘤变者。APCS 评分系统是一种简单、易行的问卷调查方法，可由家庭医师、护士及其他医疗服务提供者来进行。该评分系统通过对无症状人群进行问卷调查，依据年龄、性别、吸烟、家族史进行评分，得分 0～7 分，其中 0～1 为低危（average risk，AR），2～3 为中危（moderate risk，MR），4～7 为高危（high risk，HR）（具体评分系统见表 1）。可以根据不同国家和地区的流行病学现状有选择地对高危人群进行大便或结肠镜检查，从而提高了筛查的有效性，节约了筛查的成本。

目前已在香港及亚太多个国家研究证实 APCS 评分系统可以有效预测结直肠癌和息肉。2004 年 7—12 月在 11 个亚洲城市（曼谷、广州、香港、雅加达、吉隆坡、马尼拉、新德里、首尔、新加坡、台北、东京）先后使用该方案开展了大规模人群筛查，取得了良好的社会效益。2011—2013 年，一项在包括澳大利亚、中国、日本、韩国、马来西亚、巴基斯坦、菲律宾、新加坡等在内的十余个国家和地区进行的多中心前瞻性研究证实，

APCS 评分系统可以显著提高进展期腺瘤和结直肠癌的检出率，联合免疫法便隐血检测可以进一步提高检出率，浓缩结肠镜检查的高危人群。近期国内有研究对 APCS 评分系统在北京地区的应用价值进行了评价，对在北京地区多中心 40 ～ 75 岁的 1010 名无症状体检人群进行验证，结果表明：APCS 评分高危组的进展期腺瘤及结肠癌检出率比中危组提高了 3.3 倍（95%CI 1.7 ～ 6.4，P=0.000），比低危组提高了 6.1 倍（95%CI 1.8 ～ 20.8，P=0.001），且 APCS 评分高危（OR=3.763，95%CI 2.001 ～ 7.077，P=0.000）是进展期新生物的独立危险因素。这说明，在中国无症状人群中，APCS 评分系统可以有效筛选出高危人群，对于预测进展期新生物具有良好的应用价值。

表 1　亚太地区结直肠癌评分系统（APCS 评分）

危险因素	标准	得分
年龄	＜ 50 岁	0
	50 ～ 69 岁	2
	≥ 70 岁	3
性别	女性	0
	男性	1
一级亲属患结直肠癌	否	0
	是	2
吸烟	从不	0
	现在或既往吸烟史	1

注：0 ～ 1 分为低危（AR），2 ～ 3 分为中危（MR），4 ～ 7 分为高危（HR）。

该评分系统的有效性已在亚太结直肠癌筛查共识中予以推荐。亚太结直肠癌筛查共识中指出，亚太地区推荐使用基于危险因素筛查高危人群的筛查方案（Ⅱ，B），亚太风险评分有助于判定结直肠进展期新生物的高危人群（Ⅱ，B）。

同时，APCS 评分在中国大陆人群的应用中也存在一些不足之处，例如评分系统虽简便易行，但并未包括目前多项研究证实的结直肠癌的高危因素如肥胖、糖尿病等；高危人群中进展期新生物的检出率较低，仍存在对高危人群浓缩不足的问题。因此，该评分系统仍有待优化和改良，以制定出符合中国人群的问卷调查评分方案。

62. 结直肠癌序贯筛查符合中国国情的原因解析

从结直肠癌筛查的策略方面，目前美国等发达国家推荐进行"自然人群筛查"。自然人群筛查也称人群筛查或无症状人群筛查，是通过标准化方法，以人群为基础的筛查。多数由国家相关部门或组织出面，以各种手段促使符合筛查条件的全部人群（或社区、单位），在某一规定、较短时间内参与筛查。这种筛查的目的是检出早期癌，以提高疗效；更重要的是通过筛查发现癌前疾病。经适当干预，降低人群发病率，起到预防结直肠癌发生的作用。

由于不同国家和地区结直肠癌流行病学特征及卫生保健系统的差异，在结直肠癌筛查技术方案上有所不同。因为结直肠癌筛查覆盖面广、受众人群复杂、筛查效果受组织实施方法影响大，不同国家需要根据各自国情来制定筛查方案，使筛查方案能在实施地区有效运作，并发挥最大效能。由于我国人口基数大，医疗资源有限，采用同样的大规模自然人群筛查不适合我国国情。原因有以下几方面：

第一，我国人口基数大，即便采用费用最低的 FOBT，仅筛查 60 岁以上的人群，粗略估计每年全国性结直肠癌筛查需要 180.81 亿元。如果根据中国癌症基金会制定的"中国主要癌症的筛查及早诊早治指南"（40 岁以上人群须行结直肠癌筛查）或国外指南（50 岁以上的人群均需进行筛查）要求，其经费需求将是一个天文数字，由于我国的经济水平限制，显然无法为目前的国家财政和医疗保险所承受。

第二，国内自然人群结直肠癌筛查研究是临床医务人员的兼职工作，而全国性人群筛查则需大量专职医务人员和专业医疗设施，目前的国家卫生资源、人力资源状况无法满足这种需求。

第三，结肠镜检查是发现结直肠癌及结直肠癌前病变的"金标准"，但结肠镜检查为有创性检查，人群依从性差、筛查效率低，且耗费大量的人力物力，在世界范围内，基于结肠镜的结直肠癌筛查工作均面临着较大的挑战。我国以往结直肠癌筛查工作经验表明，各地目前普遍存在工作量庞大、筛查的人力财力成本偏高、受众依从性低等诸多问题，影响了筛查的卫生经济学效益。例如，2008 年，在杭州、哈尔滨、上海三城市开展的 3.5 万余人群的筛查中，肠镜的依从性仅为 20% ～ 30%。

综上所述，由于我国人口基数庞大、医疗卫生资源有限、人力资源短缺，如采用适龄无症状人群（40～74 岁）全结肠镜直接检查的方法，将产生庞大、巨量的结肠镜应检人群，耗费大量的人力物力财力，无法适应我国当前的医疗状况。

因此，采用序贯筛查方案，通过成本较低的问卷调查方式或大便隐血检测方法作为初筛来确定高危人群，随后对高危人群行全结肠镜诊断性筛查，可浓缩行结肠镜检查的人群，提高了筛查人群的依从性，节约大量人力、物力，可操作性强，实用、经济，符合现阶段我国国情。

参考文献

15. 李其龙，俞玲玲，薛峰，等 . 我国现行大肠癌优化序贯筛查方案评价 . 中华预防医学杂志，2014，48（11）：995-1000.

16. 张丽丽，李文彬，王振捷，等 . 序贯结直肠癌筛查方案在健康体检人群中的应用价值 . 中华消化杂志，2015，35（10）：665-667.

17. 中华医学会消化内镜学分会消化系早癌内镜诊断与治疗协作组，中华医学会消化病学分会消化道肿瘤协作组，中华医学会消化内镜学分会肠道学组，等 . 中国早期结直肠癌及癌前病变筛查与诊治共识意见（2014 年 11 月·重庆）. 中华内科杂志，2015，54（4）：375-389.

18. Yeoh KG, Ho KY, Chiu HM, et al.The Asia-Pacific Colorectal Screening score: a validated tool that stratifies risk for colorectal advanced neoplasia in asymptomatic Asian subjects.Gut，2011，60（9）：1236-1241.

19. Sung JJ, Ng SC, Chan FK. An updated Asia Pacific Consensus

Recommendations on colorectal cancer screening.Gut, 2015, 64 (1): 121-132.

20. Wong MC, Lam TY, Tsoi KK, et al.Predictors of advanced colorectal neoplasia for colorectal cancer screening.Am J Prev Med, 2014, 46 (5): 433-439.

21. Chiu HM, Ching JY, Wu KC, et al.A Risk-Scoring System Combined With a Fecal Immunochemical Test Is Effective in Screening High-Risk Subjects for Early Colonoscopy to Detect Advanced Colorectal Neoplasms.Gastroenterology, 2016, 150 (3): 617-625.

22. Aniwan S, Rerknimitr R, Kongkam P, et al.A combination of clinical risk stratification and fecal immunochemical test results to prioritize colonoscopy screening in asymptomatic participants.Gastrointest Endosc, 2015, 81 (3): 719-727.

23. Li W, Zhang L, Hao J, et al.Validity of APCS score as a risk prediction score for advanced colorectal neoplasia in Chinese asymptomatic subjects: A prospective colonoscopy study.Medicine (Baltimore), 2016, 95 (41): e5123.

（李文彬　整理）

内镜检查在结直肠癌筛查中的应用

　　结直肠癌是消化系统常见的恶性肿瘤，且发病率呈明显上升趋势，在全球最常见的恶性肿瘤中列第四位。在中国，随着饮食结构的变化，结直肠癌的发病率和死亡率亦呈逐年上升趋势。结直肠癌以 40 岁以上成年人多见，临床上早期症状隐匿，进展期可出现大便习性改变、便血、消瘦、腹痛及腹部肿块，甚或出现肠梗阻等症状。早期结直肠癌预后较好，但常因为无症状或症状不典型而被忽视和延误诊治。因此，在人群中筛查结直肠癌，达到早发现、早诊断、早治疗，是结直肠癌的重要防治策略之一。

　　研究表明，结直肠癌属于筛查效果明确的恶性肿瘤，通过早期筛查，即采用适宜方法从无症状人群中发现癌前病变和早期癌，通过早诊早治，可降低结直肠癌的发病率及死亡率。经过近40 年筛查，美国大肠癌发病率和死亡率呈现出了下降的趋势。最新调查的数据显示，2002—2010 年，美国 50～75 岁适龄人群的结直肠癌筛查率从 52.3% 上升到 65.4%。与此同时，结直肠癌标化发病率从 2003 年的 52.3/10 万下降到 2007 年的 45.5/10 万，平均年下降 3.4%；死亡率从 19.0% 下降到 16.7%，平均年下降 3%。近 30 年来，我国也开展了多项采用不同筛查方案、针对不同人群的小规模试点研究。中国不同地区结直肠癌患病率及死亡率存在差异，如中国城市地区结直肠癌 5 年患病率为 210/10 万人，农村为 154.5/10 万人。

Vogelstein 等在 1988 年提出了著名的"正常黏膜-腺瘤-腺癌"这一结肠癌癌变模型，并认为在这一过程中包括一系列按时间顺序的癌基因激活和抑癌基因失活。这一结直肠癌癌变模式的建立为结直肠癌的筛查奠定了理论基础，决定了结肠镜检查在筛查中的重要作用，筛查的主要目的是通过结肠镜检查发现癌变病变——腺瘤，并行内镜下切除，预防癌变的发生，降低结直肠癌的发病率。

63. 结肠镜检查是筛查的"金标准"

内镜检查不仅可观察肿瘤大小、形态、部位、活动度，且能行息肉或早期微小癌灶切除，对可疑病灶能取组织进行活检，因此是筛查和诊断结直肠癌的"金标准"，也具有较高的敏感性和特异性。常用的是结肠镜检查，可观察全部结肠，直达回盲部，并在直视下钳取可疑病变做病理学检查，有利于早期及微小结直肠癌的发现。推荐在有条件的地区选择色素内镜或电子染色内镜提高结直肠早期癌及癌前病变的检出率。内镜检查对病变的检出率受多方面因素影响，最主要包括肠道准备情况、内镜操作技术、检查者个人对病变的识别能力、检查时间等。

（1）一般人群的筛查建议：自然人群筛查的筛查方案为 50～74 岁人群，对目标人群行连续 3 次免疫法 FOBT 及高危因素问卷调查。符合下列任一条者，即为结直肠癌高危人群：① FOBT 阳性。②一级亲属有结直肠癌病史。③本人有肠道腺瘤史。④本人有癌症史。⑤符合下列 6 项中任意 2 项者：慢性腹泻、慢性便秘、黏液血便、慢性阑尾炎或阑尾切除史、慢性胆囊炎或胆囊切除史、长期精神压抑。对结直肠癌高危人群应予全结肠镜检查。

（2）有结直肠癌家族史但不含 HNPCC 家族史人群的筛查建议：只有 1 个一级亲属在 ≥ 60 岁时发生结直肠癌或进展性腺瘤（腺瘤 ≥ 1cm 或者高度异常增生或者有绒毛成分），推荐的筛查方法与一般人群相同（从 50 岁开始）。只有 1 个一级亲属在 < 60 岁诊断为结直肠癌或进展性腺瘤或者 2 个一级亲属患结直肠癌或进展性腺瘤，推荐的筛查方法为从 40 岁开始或比家族中最早确诊结直肠癌的年龄提前 10 年开始，每 5 年行 1 次结肠镜检查。单个一级亲属仅患有小管状腺瘤并不增加患结直肠癌的风险，其筛查方式与普危人群相似。

（3）家族性腺瘤性息肉病（FAP）的筛查建议：FAP 患者或者有 FAP 家族史的成员应从 20 岁开始，每年行 1 次结肠镜检查，直到结肠切除术被视为最佳治疗时机时为止。在部分结肠切除术后每 6～12 个月进行 1 次结肠镜检查，具体需根据镜下息肉的情况来定。

（4）遗传性非息肉性结直肠癌（HNPCC）的筛查建议：诊

断为 HNPCC 的患者或家族成员应当进行肿瘤的微卫星不稳定性检测、肿瘤错配蛋白的免疫组化染色，检测阳性的患者应当进行基因检测。如基因检测阳性，其有结直肠癌风险的家族成员也应进行基因检测，检测阳性者应当从 20 岁开始，每 2 年行 1 次结肠镜检查，直到 40 岁，然后每年行 1 次结肠镜检查。

（5）炎症性肠病的筛查建议：内镜筛查间隔时间按危险度不同而不同，低危险度人群每 5 年、中危险度人群每 3 年、高危险度人群每年行全结肠镜检查。若内镜检查未达盲肠，建议重复检查。克罗恩病的癌变率接近溃疡性结肠炎，累及结直肠的克罗恩病癌变筛查方案与溃疡性结肠炎类似。

64. 不同内镜技术在筛查中的应用

结直肠癌在肉眼形态上以病变的高度为标准，可分为隆起型（Ⅰ型）和浅表型（Ⅱ型），Ⅰ型又分为有蒂型（Ⅰp型）、亚蒂型（Ⅰsp型）和无蒂型（Ⅰs型），Ⅱ型分为浅表隆起型（Ⅱa型）、浅表平坦型（Ⅱb型）、浅表凹陷型（Ⅱc型）。随着内镜下结直肠癌诊断和治疗技术的进展，在原来仅以病变高度为标准进行分类的基础上，加上了肿瘤生长发育模式进行了新的分类，即发育形态分型。其中在内镜检查中较难发现的主要是Ⅱ型病变，主要表现为黏膜局部发红、苍白，血管网消失、易出血，肠黏膜表面无名沟中断，病变周围的白斑中央凹陷，黏膜表面凹凸不整，肠壁轻度变形以及无规律的蠕动等。做结肠镜检查时一旦发现这些病变，应当结合色素内镜及放大内镜、超声内镜等仔细观察，清

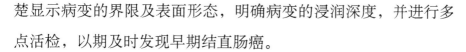

楚显示病变的界限及表面形态，明确病变的浸润深度，并进行多点活检，以期及时发现早期结直肠癌。

（1）色素内镜、电子染色内镜在筛查中的应用：色素内镜是指在局部喷洒染色剂进行染色，使普通内镜难以观察到的病变变得明显，并使表面凹凸明显，从而将病变范围及表面形态显示出来。非着色性染色剂靛胭脂是目前最常用的黏膜染色剂，靛胭脂溶液中加入醋酸可以使表浅不易发现的病变凸显出来便于诊断。醋酸喷洒可凸显黏膜不典型增生区域，还可以减少表面的黏液，从而使病变的微细结构更清楚。通过肉眼观察的病变大部分是根据病变黏膜与周围黏膜颜色的不同或者凹凸的差异来识别的，但在平坦型结直肠癌中，非颗粒型发育型肿瘤（LST）的色调变化不明显者较多，因而很难发现。此时通过喷洒色素，可以使其边界变得清晰，易于识别。

色素内镜操作相对复杂，染料喷洒技术要求相对要高。随着内镜设备的不断发展，目前出现了分光内镜，在没有染色剂的情况下，内镜能显示出不同的颜色。目前常用的电子染色内镜有NBI、FICE 和 i-scan。电子染色内镜结合放大内镜可以通过黏膜血管颜色深浅的差别来清晰地显示血管走行的形态，弥补了普通内镜的不足，减少了操作时间和患者的痛苦，对早期黏膜病变、消化道肿瘤表面微血管形态模式及炎症性胃肠黏膜损伤等病灶的显示有较好的评价效果。

（2）放大内镜在筛查中的应用：放大内镜可以将病灶放大100 倍以上，通过不同距离、角度观察病变，了解其肉眼形态、发育样式、有无凹陷、局部性状和范围，观察结直肠黏膜表面腺管开口，判断黏膜毛细血管分型。有文献报道，对结直肠癌进行诊断时，放大内镜结合染色内镜要明显优于单纯的放大内镜。

放大内镜对表面微细结构进行分型，即 pitpattern 分型（也称工藤分型），不仅可以用于诊断，还可以大体判断肿瘤浸润的深度。具体来讲，可分为 5 型，其中 Ⅰ 型 pit 见于正常及炎性病变，Ⅱ 型 pit 见于增生性病变的形态，Ⅲ L-1 型 pit 提示隆起方向的管状腺瘤，Ⅲ L-2 型侧向或水平方向生长，Ⅲ S 型 pit 见于 Ⅱ C 型结直肠癌，Ⅳ 型 pit 的病变提示绒毛状腺瘤，Ⅴ A 型 pit 主要是可疑黏膜肌层癌的指征，Ⅴ N 型 pit 则高度可疑黏膜下层癌及进展期癌。

放大内镜加电子染色内镜下毛细血管分型可分为 3 型（也称 Sano 分型），其中 Ⅰ 型见于正常黏膜及增生性息肉，Ⅱ 型多见于腺瘤性息肉，Ⅲ 型提示恶变，就浸润深度而言，Ⅲ A 型多 $< 1000\mu m$，而 Ⅲ B 型则 $> 1000\mu m$，对应于浸润性癌。

（3）超声内镜在筛查中的应用：早期结直肠癌的超声内镜图像表现为结直肠病变处黏膜层增厚，层次紊乱、中断及各层次分界消失，较小的不规则低回声影。内镜检查发现可疑病灶后，采用超声探头对病变进行超声扫描，可以显示结直肠壁各层的结构，准确判断病变浸润深度及周围器官浸润情况，从而判断某一病变是否适宜内镜下治疗。

有文献显示，超声内镜对结直肠癌浸润深度的诊断准确率可达到 85%；另有文献显示，普通内镜结合靛胭脂染色、染色放大内镜和超声内镜对判断早期结直肠癌患者能否行内镜下治疗的准确率无差别，但是超声内镜对早期结直肠癌的 T 分期显著优于放大内镜。

65. 结肠胶囊内镜在筛查中的应用

目前结直肠癌筛查的"金标准"是结肠镜检查，但此项检查为侵入性检查，检查舒适度低，部分受检者存在禁忌证，无法完成检查，对设备和检查者技术依赖性也较高。此外，检查过程带来的不适和恐惧也会降低受检者依从性，使得结肠镜检查筛查结直肠癌的完成率低于客观需要。因此，结肠胶囊内镜（colon capsule endoscopy，CCE）作为一种无创的、依从性更好、检查准确性高的方法应运而生。

现今对 CCE 应用的研究多集中在对结直肠癌高风险人群息肉样病变的检查和诊断方面。国外一项荟萃分析表明，CCE 对结直肠显著病变（息肉直径 ≥ 6mm，或息肉数 ≥ 3）诊断的敏感度和特异度分别为 68% 和 82%，而对所有结直肠息肉（不考虑大小和数目）诊断的敏感度和特异度分别为 71% 和 75%。新近的一项多中心研究表明，CCE 对直径 ≥ 6mm 的息肉诊断的敏感度、特异度、阳性预测值和阴性预测值分别为 39%、88%、47% 和 85%，而对所有息肉诊断的参数分别为 58%、71%、73% 和 56%。

长病程 IBD 具有较高的结直肠癌风险，CCE 也被探索性用于结肠黏膜病变的诊断、病情监测、疗效评估，但目前相关研究仍较少。一项小样本研究表明，CCE 对 UC 病变范围和是否处于活动期的评估与结肠镜价值相当；以结肠镜检查作为"金标准"，通过 CCE 检查结肠黏膜来判断 UC 是处于活动期或静止期，其敏感度、特异度、阳性预测值、阴性预测值分别为 89%、75%、93% 和 65%。

当然，CCE 的应用也有一定的限制性。其肠道准备方案较结肠镜检查更为复杂，需在检查进行中加用促胃肠动力药并大量饮水，使胶囊内镜视野清晰并快速排出体外。此外，CCE 目前主要应用于诊断和病变监测，不能进行组织活检和治疗；其在肠道内的运动完全依靠消化道自身动力和重力作用，不能进行人为控制，限制了 CCE 对特定部位进行针对性检查。

66. 息肉切除后的内镜检查及随访是预防结直肠癌发病和降低结直肠癌死亡率的重要措施

应对全结肠镜检查发现的所有息肉样病变取活检行病理学诊断。推荐息肉样病变内镜下分型采用发育形态分型，分为隆起型、平坦型和浅表凹陷型，并且根据形态分型初步预测病变的性质和浸润深度。可以应用超声内镜检查来确定息肉样病变的浸润深度及有无转移，并以此来指导治疗方案的选择。常用的内镜治疗方法包括圈套器息肉电切切除、内镜下黏膜切除术（EMR）、内镜下黏膜下层剥离术（ESD）等。

息肉切除在治疗后要进行密切随访，具体推荐如下：①推荐对于 1～2 个小管状腺瘤（直径＜ 10mm）以及低级别异型增生的患者在息肉切除术后 5～10 年进行初次随访，具体间隔视患者意愿、医生选择而定。②推荐对于 3～10 个腺瘤，并且任何一个腺瘤的直径≥ 10mm、有绒毛结构、高级别异型增生的患者如果确定息肉完全切除且整块切除者，在息肉切除术后的第 3 年进行随访，如果随访结果如第①条则随访间隔时间可延迟至 5 年。③推荐对在 1 次检查中发现 10 个以上腺瘤的患者，随访间隔应在 3 年以内，并考虑是否有潜在的家族息肉病可能。④推荐对于接受分块切除无蒂型息肉的患者，应该在随后的 2～6 个月随访，从而验证息肉是否被完全切除。⑤推荐对于疑有遗传性非息肉性结直肠癌的患者应加强随访。

综上所述，结直肠癌的预后与早期诊断密切相关，实施早期结直肠癌及癌前病变筛查有助于癌症的早发现、早诊断和早治疗。内镜检查是结直肠癌筛查的"金标准"，规范应用不同的内镜检查技术对息肉切除及癌前病变处理后定期复查，是预防结直肠癌和降低结直肠癌死亡率的重要措施。

参考文献

1. 中华医学会消化内镜学分会消化系早癌内镜诊断与治疗协作组，中华医学会消化病学分会消化道肿瘤协作组，中华医学会消化内镜学分会肠道学组，等 . 中国早期结直肠癌及癌前病变筛查与诊治共识意见（2014 年 11 月·重庆）. 中华内科杂志，2015，54（4）：375-389.

2. Sung JJ, Ng SC, Chan FK, et al.An updated Asia Pacific Consensus Recommendations on colorectal cancer screening.Gut, 2015, 64 (1)：121-132.

3. Yeoh KG, Ho KY, Chiu HM, et al.The Asia-Pacific Colorectal Screening score: a validated tool that stratifies risk for colorectal advanced neoplasia in asymptomatic Asian subjects.Gut, 2011, 60 (9)：1236-1241.

4. Zauber AG, Winawer SJ, O'Brien MJ, et al.Colonoscopic polypectomy and long-term prevention of colorectal-cancer deaths.N Engl J Med, 2012, 366 (8)：687-696.

5. Uraoka T, Saito Y, Ikematsu H, et al.Sano's capillary pattern classification for narrow-band imaging of early colorectal lesions.Dig Endosc, 2011, 23 Suppl 1：112-115.

6. Hayashi N, Tanaka S, Hewett DG, et al.Endoscopic prediction of deep submucosal invasive carcinoma：validation of the narrow-band imaging international colorectal endoscopic (NICE) classification.Gastrointest Endosc, 2013, 78 (4)：625-632.

7. Chiu HM, Ching JY, Wu KC, et al.A Risk-Scoring System Combined With a Fecal Immunochemical Test Is Effective in Screening High-Risk Subjects for Early Colonoscopy to Detect Advanced Colorectal Neoplasms.Gastroenterology, 2016, 150 (3)：617-625.

（王亚楠　整理）

中国医学临床百家

炎症性肠病患者的结肠镜筛查

研究表明，大约20%的炎症性肠病（IBD）患者在发病后10年内发生结直肠癌（CRC），炎症性肠病发生结直肠癌的风险是正常人群的2～4倍，其中男性患者比例较高，溃疡性结肠炎（UC）和克罗恩病（CD）发生结直肠癌的风险无明显差异。根据大规模的流行病学调查，病程、发病年龄、肿瘤家族史、病变范围、病变部位是炎症性肠病发生癌变的最主要因素。由于炎症性肠病相关结直肠癌的病理分期多为晚期，并且黏液腺癌和印戒细胞癌的发生比例较高，故5年生存率明显低于一般结直肠癌，其中克罗恩病患者癌变的病死率更高。炎症性肠病相关结直肠癌虽然只占所有结直肠癌的1%～2%，但却占炎症性肠病患者死亡原因的10%～15%，因此近年来有关炎症性肠病癌变的筛查一直是人们关注的热点。炎症性肠病相关性结直肠癌与散发性结直肠癌在临床特点和癌变机制方面有着明显的不同，其筛查方式亦有所不同。

67. 低危险度人群每 5 年、中危险度人群每 3 年、高危险度人群每年行全结肠镜检查

炎症性肠病病程越长，发生癌变的风险越高。长期随访发现，炎症性肠病发生癌变的平均病程为 12 年，溃疡性结肠炎患者在 10 年、20 年和 30 年时罹患结直肠癌的风险分别为 2%、8% 和 18%，明显高于普通人群。克罗恩病累及结肠范围若达到 1/3，则癌变风险与溃疡性结肠炎相仿。因此，长病程的炎症性肠病患者应及时接受结肠镜筛查，才能早期发现结直肠癌和癌前病变，改善预后。

19 岁之前发病的炎症性肠病，结直肠癌发病的相对危险度为 43.8，而 20 ～ 39 岁发病的为 2.65，60 ～ 79 岁起病的炎症性肠病患者发病风险则低于普通人群，并且老年起病的炎症性肠病患者发生结直肠癌大部分也为早期病变，< 30 岁起病的炎症性肠病患者发生结直肠癌的风险是正常人群的 4 倍。因此对于年轻起病的炎症性肠病患者，临床应注意监测癌变的发生。

定期结肠镜检查是预防炎症性肠病发生癌变的有效方法。通过对炎症性肠病患者进行定期结肠镜检查，可以及早发现不典型增生或早期病变，及时给予相应处理，有效降低其发病率和死亡率。现在大多数学者认为，所有炎症性肠病患者都应在病情控制后进行结肠镜检查，并在发病 8 ～ 10 年后进行常规结肠镜筛查预防癌变发生，左半结肠炎患者在发病 15 ～ 20 年后应开始进行规律筛查。低危险度人群每 5 年、中危险度人群每 3 年、高危险

度人群每年行全结肠镜检查。若内镜检查未达盲肠，建议重复检查。克罗恩病的癌变率接近溃疡性结肠炎，累及结直肠的克罗恩病癌变筛查方案与溃疡性结肠炎类似。

68. 将英美两国内镜筛查的间隔时间对比发现，美国方案更有益于发现高危人群的病变

目前美国和英国相应制定了炎症性肠病患者结肠镜筛查指南，内镜筛查间隔时间按危险度不同而不同。英国指南建议低度危险人群间隔 5 年、中度危险间隔 3 年、高度危险度间隔 1 年进行结肠镜检查。相关结直肠癌包括不典型增生和癌的检出率分别为 3.6%、6.9% 和 10.8%。美国指南建议低度危险人群间隔 2 年、高度危险间隔 1 年行结肠镜检查，病变检出率分别为 5.3% 和 20.3%，美国方案更有益于发现对病变的检出率，尤其是高危人群更为适用。

69. 不同内镜技术在筛查中的应用

与普通人群相比，炎症性肠病患者筛查结直肠癌难度较大，主要原因在于炎症性肠病患者结直肠癌癌前病变的形态大多扁平（Ⅱa 型或侧向生长型），加上背景黏膜有不同程度的水肿、充血、糜烂和瘢痕改变，慢性病程患者有时可见多发的炎性息肉，增加了筛查的困难。内镜医师须具有一定的技术和经验方能识别，否则容易漏诊。近年来，内镜技术发展迅速，高分辨率内

镜、染色内镜、图像增强内镜和放大内镜的应用日益增多，极大地提高了医生识别炎症性肠病癌前病变的能力。

（1）高分辨率染色内镜是筛查炎症性肠病相关性结直肠癌和癌前病变的"金标准"。靛胭脂染色最初用于早期胃癌的内镜诊断，后来应用到下消化道。采用高分辨率结肠镜结合靛胭脂（或亚甲蓝）染色技术对结肠黏膜进行观察，目前是炎症性肠病内镜筛查的首选方法。在高分辨率内镜的基础上，应用染色技术可进一步提高病变检出率。炎症性肠病筛查应在病情相对稳定，炎症好转的阶段实施。结肠镜插入至回盲部后，退镜时向结肠黏膜均匀喷洒 0.03% 的靛胭脂，可清晰地显示黏膜表面凹凸的细微改变，有利于检出腺瘤和异型增生（尤其是平坦或凹陷病变）。当发现可疑病变后，还可喷洒更高浓度的靛胭脂（0.13%）以勾勒其轮廓和边界，进一步判断病变性质。综合 8 项随机对照研究的结果表明，应用染色内镜发现炎症性肠病相关性异型增生的相对危险度为普通白光内镜的 1.8 倍（95%CI 1.2 ～ 2.6），绝对检出率增加 6%（95%CI 3% ～ 9%）。考虑到靛胭脂造价低廉，染色操作也相对简单，这一内镜筛查方法非常适合在我国推广应用。

（2）窄带成像技术未获推荐。窄带成像（narrow band image，NBI）技术可突出显示黏膜腺管和微血管结构。在非炎症性肠病患者中，NBI 电子染色技术诊断结直肠癌的价值已得到证实；在炎症性肠病相关性异型增生的检出和诊断方面，迄今为止未能证实其优于染色内镜。传统 NBI 由于亮度不够，视野远景较暗，难以用于结肠镜退镜时的观察，但即使是经过改进的新一代 NBI 系统明显提高了视野亮度，对病变的检出率依然未能超过染色内镜。原因可能是由于 NBI 的主要特点是突出强调血管（茶褐色或黑色），而显示腺管细微形态优势并不明显。炎症性肠病患者的肠黏膜因反复炎症和修复，微血管形态常有较大改变，有时甚至完全消失，因此 NBI 难以取代染色内镜也就可以理解了。

70. 炎症性肠病癌变筛查中的活检可减少早期癌变病灶的遗漏

为了克服结肠镜检查过程中对于炎症性肠病早期癌变病灶的遗漏，2010 年美国胃肠病学会推荐在炎症性肠病患者结肠镜检查时进行随机活检，具体方法是每隔 10cm 在结肠肠腔的 4 个象限分别活检至少 1 块（全结肠至少 32 块），以检出异型增生病灶。该方法虽然在一定程度上提高了病变的检出率，但不可避免地带来大量不必要的活检，不仅效率低下，而且耗费卫生资源。有研究表明，因未随机活检遗漏的异型增生病灶仅为 1.0% ～ 1.5%，同时也发现仅有 1‰ 的异型增生经随机活检发现。随着内镜技术的发展，近来多项研究发现采用美兰或靛蓝脂的染色内镜有益于发现炎症性肠病相关结直肠癌，结肠不典型增生的发现率比常规结肠镜提高 4 ～ 5 倍，因此目前多项指南建议采用全结肠染色内镜结合可疑部位的定向活检方法对炎症性肠病患者进行筛查，以取代常规的结肠镜多点活检的方法。共聚焦内镜与染色内镜结合，对于可疑病变部位检查可以显著减少活检的部位和标本数。

对于内镜下发现任何级别的异型增生，需内镜下治疗，并根据最终的病理结果密切随诊或行手术治疗。

71. 应合理把握内镜下治疗的适应证

正确诊断是合理治疗的前提。内镜发现病变后，首先要仔细观察病变形态，估计组织学类型，必要时取活检以明确病变性质。一般来说，颜色发红，有黏液附着，表面无明确腺管开口的隆起性病变大多为炎性假息肉和增生性息肉，通常不需要切除，定期随访观察即可。需要指出的是，由于慢性炎症对黏膜的影响，根据腺管开口形态对病变分类的工藤（Kudo）分型法并不完全适合判断炎症性肠病相关性异型增生。因此，如何通过内镜形态预测炎症性肠病黏膜病变的组织学依然有待进一步研究。

由于内镜治疗技术的飞速发展，腺瘤切除已成为常规操作。传统观点认为炎症性肠病患者出现高度异型增生或癌变后，均需切除全结直肠，若无法行回肠代直肠的储袋（Pouch）手术，则要实施永久性回肠造瘘，对患者生活质量影响很大。目前认为，若癌灶局限于黏膜层或侵及黏膜下层在 1000μm（SM1）以内，则淋巴结转移风险较小，多数患者可通过内镜切除获得治愈。内镜下切除后必须定期复查，复查间隔目前暂无统一规定，但一般认为应比普通患者间隔更短（例如 3 ～ 6 个月）。当然，对于浸润至黏膜下层的癌，边界无法确定以及内镜难以完整切除的病变，仍应考虑手术治疗。

综上所述，炎症性肠病在我国的发病率有不断增高的趋势，炎症性肠病相关结直肠癌的筛查值得重视。根据不同危险度合理安排筛查时间和方法，通过应用高分辨率内镜，实施规范的染色筛查并精确活检，有望检出更多的癌前病变。在准确诊断的基础上合理实施内镜切除等微创治疗，将显著改善炎症性肠病患者的预后，并提高其生活质量。

参考文献

1. Herrinton LJ, Liu L, Levin TR, et al.Incidence and mortality of colorectal adenocarcinoma in persons with inflammatory bowel disease from 1998 to 2010. Gastroenterology, 2012, 143 (2): 382-389.

2. Yang H, Li Y, Wu W, et al.The incidence of inflammatory bowel disease in Northern China: a prospective population-based study.PLoS One, 2014, 9 (7): e101296.

3. Andersen NN, Jess T.Has the risk of colorectal cancer in inflammatory bowel disease decreased?World J Gastroenterol, 2013, 19 (43): 7561-7568.

4. Laine L, Kaltenbach T, Barkun A, et al.SCENIC international consensus statement on surveillance and management of dysplasia in inflammatory bowel disease. Gastroenterology, 2015, 148 (3): 639-651.

5. Subramanian V, Ramappa V, Telakis E, et al.Comparison of high definition with standard white light endoscopy for detection of dysplastic lesions during surveillance colonoscopy in patients with colonic inflammatory bowel disease.Inflamm Bowel Dis,

2013, 19 (2)：350-355.

6. Ignjatovic A, East JE, Subramanian V, et al.Narrow band imaging for detection of dysplasia in colitis: a randomized controlled trial.Am J Gastroenterol, 2012, 107 (6)：885-890.

7. Pellisé M, López-Cerón M, Rodríguez de Miguel C, et al.Narrow-band imaging as an alternative to chromoendoscopy for the detection of dysplasia in long-standing inflammatory bowel disease: a prospective, randomized, crossover study. Gastrointest Endosc, 2011, 74 (4)：840-848.

8. Efthymiou M, Allen PB, Taylor AC, et al. Chromoendoscopy versus narrow band imaging for colonic surveillance in inflammatory bowel disease.Inflamm Bowel Dis, 2013, 19 (10)：2132-2138.

9. Beaugerie L, Svrcek M, Seksik P, et al.Risk of colorectal high-grade dysplasia and cancer in a prospective observational cohort of patients with inflammatory bowel disease.Gastroenterology, 2013, 145 (1)：166-175.

（ 王亚楠　整理 ）

出版者后记
Postscript

　　1 年时间，365 个日夜，300 位权威专家对每本书每个细节的精雕细琢，终于，我们怀着忐忑的心情迎来了《中国医学临床百家》丛书的出版。我们科学技术文献出版社自 1973 年成立即开始出版医学图书，40 余年来，医学图书的内容和出版形式都发生了很大变化，这些无一不与医学的发展和进步相关。

　　近几年，中国的临床医学有了很大的发展，在国际医学领域也开始崭露头角。以北京天坛医院牵头的 CHANCE 研究成果改写美国脑血管病二级预防指南为标志，中国一批临床专家的科研成果正在走向世界。但是，这些权威临床专家的科研成果多数首先发表在国外期刊上，之后才在国内期刊、会议中展现。如果出版专著，又为多人合著，专家个人的观点和成果精华被稀释。

　　为改变这种零落的展现方式，作为科技部所属的唯一一家出版机构，我们有责任为中国的临床医生提供一个系统展示临床研究成果的舞台。为此，我们策划出版了这套高端医学专著——《中国医学临床百家》丛书。"百家"既指临床各学科的权威专家，也取百家争鸣之义。

　　丛书中每一本书阐述一种疾病的最新研究成果及专家观点，

按年度持续出版，强调医学知识的权威性和时效性，以期细致、连续、全面展示我国临床医学的发展历程。与其他医学专著相比，本丛书具有出版周期短、持续性强、主题突出、内容精练、阅读体验佳等特点。在图书出版的同时，同步通过万方数据库等互联网平台进入全国的医院，让各级临床医师和医学科研人员通过数据库检索到专家观点，并能迅速在临床实践中得以应用。

在与专家们沟通过程中，他们对丛书出版的高度认可给了我们坚定的信心。北京协和医院邱贵兴院士表示"这个项目是出版界的创新……项目持续开展下去，对促进中国临床学科的发展能起到很大作用"。北京大学第一医院霍勇教授认为"百家丛书很有意义"。复旦大学附属华山医院毛颖教授说"中国医学临床百家给了我们一个深度阐释和抒发观点的平台，我愿意将我的学术观点通过这个平台展示出来"。我们感谢这么多临床专家积极参与本丛书的写作，他们在深夜里的奋笔，感动着我们，鼓舞着我们，这是对本丛书的巨大支持，也是对我们出版工作的肯定，我们由衷地感谢！

在传统媒体与新兴媒体相融合的今天，打造好这套在互联网时代出版与传播的高端医学专著，为临床科研成果的快速转化服务，为中国临床医学的创新及临床医师诊疗水平的提升服务，我们一直在努力！

科学技术文献出版社